Mosaik

Callan Pinckney

Callanetics Kombiprogramm

Energie am Morgen
Entspannung am Abend

Zweimal 20 Minuten mit dem Spezialeffekt
für Figur und Vitalität

Mosaik Verlag

Titel der Originalausgabe: am/pm Callanetics
Originalverlag: Vermilion Arrow, London
Fotos: Stuart M. Gross
Übersetzung der deutschen Ausgabe: Ursula Fischer
Umschlaggestaltung: Tatjana Schmid

Der Mosaik Verlag ist ein Unternehmen der Verlagsgruppe Bertelsmann

Layout: Herbert Tausend, München
Satz: Layout und Grafik 1000, München
Druck und Bindung: Ebner, Ulm
Printed in Germany
ISBN 3-576-10406-2

Anfragen sind zu richten an den autorisierten Agenten:
International Creative Management, Inc.
zu Händen Mitch Douglas, 40 West 57th Street, New York, New York 10019.

Wegen Informationen über Callanetics-Studio-Franchiseverträge oder Callanetics-Kurse wenden Sie sich bitte an:

Hanspeter Habegger
CALLANETICS® AG
Seestraße 34
CH-8802 Kilchberg-Zürich
Schweiz
Telefon: 41 17 15 50 17
Fax: 41 17 15 07 51

Agnes Maes
CALLANETICS® Studios Belgium
Prinz Boudewijniaan 139
B-2610 Wilrijk
Belgien
Telefon: 32 34 48 06 55
Fax: 32 33 85 00 66

WARNUNG

Jedes Übungsprogramm birgt gewisse Risiken. Bevor Sie damit beginnen, sollten Sie immer den Rat des Arztes einholen. Dieses Programm ist für Menschen in guter gesundheitlicher Verfassung gedacht.

FÜR SCHWANGERE

Im ersten Drittel der Schwangerschaft dürfen Sie auf keinen Fall jene Übungen dieses Buches ausführen, die die Bauchmuskulatur einbeziehen. Danach dürfen Sie es auch nur versuchen, wenn Ihr Arzt sich vorher selbst überzeugt hat, wie tief diese Kontraktionen wirken. Die Übungen scheinen sehr leicht zu sein – doch der Anschein täuscht in diesem Fall.

INHALT

Einführung
Ein positives Selbstbild 11
Was ist Callanetics und wie wirkt es? 13
Wie Sie das Programm am besten nutzen 16
Vor dem Start 17
Das Becken kippen 23

DAS FRÜHPROGRAMM

Zum Aufwärmen 29
Auf und ab 29
Hüftstreckung 32
Nackenlockerung 37

Beine und Innenschenkel 41
Die Beckenwelle 42

Vom Boden aufstehen 49

Bauch 51
Hebungen mit einem Bein 54
Hebungen mit beiden Beinen 61

Po, Hüften und Außenschenkel 65
Hochstreckung sitzend 67
Seitstreckung sitzend 73

Der ganze Körper 79
Open and Close 79

Stretching 85
Kniedehnung sitzend 85

Vorderschenkel 89
Schenkelstraffung vorn 89

Innenschenkel 93
Schenkeldruck innen 93

DAS SPÄTPROGRAMM

Zum Aufwärmen 101
Der Swing 101
Unterarmstraffung 103
Kniedehnung stehend 107
Nackenlockerung 111

Bauch 115
Kniebogen 115
Hebungen mit beiden Beinen 121

Innenschenkel 127
Schenkelstraffung innen 127

Becken und Vorderschenkel 133
Beckenrotation 133
Beckenschaufel 138
Schenkelstraffung vorn 142

Stretching 145
Kniedehnung liegend 145
Wirbelsäulenstreckung 150

EINFÜHRUNG

Wir leben in einer hektischen Welt voller Streß. Ich weiß, wie sehr die meisten von Ihnen eingespannt sind und sich daran gewöhnt haben, aus ihrer kostbaren Zeit das beste zu machen – auch bei Körperübungen. Genau dafür habe ich das Callanetics-*Kombi-Programm* entwickelt. Das Programm bietet Ihnen zwei komplette Übungseinheiten am Morgen und am Abend, die nicht nur Körper und Figur in Form bringen, sondern auch Ihre Energie beleben und den Streß abbauen.

Das ganze Programm dauert nur 40 Minuten – 20 Minuten am Morgen und 20 Minuten am Abend. Bei dieser Aufteilung wird es Ihnen leichter fallen, das Training in Ihren Tagesplan einzubauen – und Sie haben schnellere Erfolgserlebnisse. Das Morgenprogramm dient der Erneuerung Ihrer Vitalität und gibt Ihnen Kraft, Lebendigkeit und Energie für den ganzen Tag; das Abendprogramm wird Sie vollkommen entspannen, die Anspannung und den Streß des Tages aus den Gliedern treiben und Ihnen eine erholsame Nachtruhe bescheren. Und ganz nebenbei bekommen Sie noch einen tollen Körper – 24 Stunden täglich!

Wie alle Callanetics-Programme ist auch dieses Programm ein Tiefentraining für *alle* Muskeln, das sehr rasch zu sichtbaren Ergebnissen führt: Sie bekommen eine straffen, wohlgeformten und schönen Körper; Ihre Haltung wird sich bessern; und Sie werden hingerissen sein, welche Energie Sie aktivieren können. Wenn Sie dabei auch noch Diät halten, wird es aussehen, als hätten Sie das doppelte Gewicht verloren, weil Callanetics die ganze Muskulatur so wirkungsvoll strafft und spannt!

Callanetics gibt Ihnen Kraft – aber ohne jede Belastung, *no impact.* Die Übungen sind so angelegt, daß sie den Rücken und alle anderen Körperpartien schützen und schonen. Binnen kurzem werden Sie wirklich toll aussehen – und sich auch so fühlen. Unabhängig von Alter oder Kondition: Ihre Muskeln werden Sachen anstellen, die Sie noch vor kurzem für unmöglich gehalten hätten. Und das Ganze ist leicht zu lernen.

Ein positives Selbstbild

Wenn Sie dieses Training regelmäßig einhalten, werden Sie nicht nur eine phantastische Veränderung Ihrer Figur bemerken. Sobald Sie lernen, Ihren Körper zu beherrschen, wächst auch Ihr Selbstvertrauen, und Sie bekommen Lust, in Ihrem Leben noch viel mehr zu tun. Außerdem reduziert die Sicherheit, den Körper ganz unter Kontrolle zu haben, den Streß ganz erheblich. Ich möchte Ihnen zu einer positiven Einstellung verhelfen – Ihrem Körper und Ihrem Leben gegenüber.

Nina, die die Übungen in diesem Buch vorführt, ist das beste Beispiel dafür, was Callanetics auch für Sie tun kann. Nina ist 38 Jahre alt und hat drei Kinder mit Kaiserschnitt geboren. Mit Callanetics begann sie 1987. Jahrelanges Aerobic-Training hatte ihr ungezählte Verletzungen eingetragen. Sie litt besonders unter extremen Schmerzen im unteren Rücken und ständigen Beschwerden im Nacken und in den Schultern. Zeitweise konnte sie kaum den Kopf wenden, und alle Arzneimittel und medizinischen Behandlungen verschafften auf die Dauer keine Erleichterung. Mit Callanetics erlebte sie eine wunderbare Veränderung. Durch kleine, sanfte Bewegungen und die vollkommene Entspannung des Körpers wurde sie völlig schmerzfrei und erfuhr nie wieder irgendeine Verletzung. Zugleich wurde ihr Körper straff, kräftig und besser geformt – es war phänomenal. Schauen Sie sich die Bilder an, und Sie wissen, was ich meine.

Nina war von diesem Erfolg so begeistert, daß sie ihr Wissen und ihre Erfahrungen auch an andere weitergeben wollte. Sie ließ sich zur Callanetics-Lehrerin ausbilden und erwarb ein Zertifikat. Vor zwei Jahren eröffnete sie ein eigenes Studio in Potomac vor den Toren Washingtons. Nina ist ganz erfüllt und beglückt von ihrem Leben, weil sie nicht nur ihr eigenes Wohlergehen in den Griff bekommen hat, sondern auch anderen praktische Unterstützung, Ermutigung und Motivation geben kann.

Was ist Callanetics und wie wirkt es?

Callanetics ist eine Folge von streckenden und kontrahierenden Übungen, die durch winzige, sanfte und genaue Bewegungen – sogenannte Impulse – die größeren Muskelgruppen des Körpers aktivieren. Die Übungen werden sehr langsam ausgeführt – ich nenne das dreifach verlangsamt –, sie wirken bis tief in die Muskeln und geben Ihnen einen starken, festen Körper ganz ohne Muskel-»Pakete«.

Ich habe mein Callanetics-Programm bei dem Versuch entwickelt, eine Operation meines Rückens und meiner Knie zu vermeiden. Die Geschichte meines Rückenproblems ist lang, denn ich bin mit einer Verkrümmung der Wirbelsäule geboren. Nach dem College zog ich elf Jahre mit einem Rucksack um die Welt und bestritt meinen Lebensunterhalt mit harter körperlicher Arbeit – das forderte auch seinen Tribut. Meine Rücken – und Kniebeschwerden verschlimmerten sich, und als ich in die Vereinigten Staaten zurückkehrte, mußte ich etwas gegen meine erbärmliche physische Verfassung tun. Ich stellte jedoch fest, daß die üblichen Übungen für meinen Rücken eine einzige Qual waren. Darum experimentierte ich mit anderen Techniken, auch den klassischen Ballettübungen meiner Kinderzeit und entwickelte allmählich eine Methode, Positionen und Bewegungen meines Körpers auf eine langsame und behutsame Weise zu verändern, die den Rücken schonte. Dabei entdeckte ich mit Staunen, daß ich nicht nur meine physischen Probleme bewältigte, sondern auch einen kräftigen und straffen Körper bekam. Meine Haltung wurde besser, und ich sah nicht nur Jahre jünger aus, ich fühlte mich auch so. Freunde baten mich, ihnen mein Geheimnis zu verraten – das war der Beginn von Callanetics.

Man muß sich Callanetics als eine Art »Meditation in Bewegung« vorstellen. Sie dringen tief in den Körper zu den großen Muskelgruppen vor, Schicht um Schicht, mit kleinen und feinen Bewegungen, so zart wie Impulse. Es gibt dabei kein Wippen und Hüpfen, keine starke Belastung – *no impact*. Manche haben Callanetics deshalb sogar als wirkungslos bezeichnet, *no effort* – doch das sieht nur so aus. Die Übungen sind nicht schwer, aber Sie spüren, wie Ihre Muskeln arbeiten; denn diese winzigen Bewegungen sind unglaublich machtvoll und eine extrem rasche, sichere und wirkungsvolle Methode, einen kräftigen und jugendlichen Körper zu erhalten.

Ich sage gerne, daß Callanetics der Schwerkraft trotzt: Jede Sekunde des Tages zieht die Schwerkraft Ihre Muskeln herab und läßt im Lauf der Jahre den Körper schlaff werden. Mit Callanetics jedoch machen Sie die Muskeln stark; sie heben sich, straffen die Haut und das Gewebe und geben Ihnen eine jugendliche Haltung und die schlanken, geschmeidigen Körperkonturen, die wir uns alle wünschen.

Bei den Übungen ist ganz besonders darauf geachtet, daß der untere Rücken nicht angestrengt wird. Beim Strecken des Rückens wird zugleich die umgebende Muskulatur durchgearbeitet, der Druck auf den Rücken vermindert und die Haltung verbessert. Durch die Lockerung der Nacken- und Schulterpartie fällt es leichter, die Schultern zurückzunehmen und aufrechter zu stehen. Der Nacken scheint länger, das kann Sie größer aussehen lassen. Welche Figur oder Körpergröße Sie auch haben – durch die Straffung der Muskeln bringt Callanetics Ihre Erscheinung vorteilhafter zur Geltung, als Sie es je für möglich hielten. Und es braucht nur wenig Stunden, bis Sie das verblüffende Ergebnis sehen.

Callanetics bringt die schnellsten Erfolge in kürzester Zeit, ohne Verletzungsgefahr. Zugleich schützt und stärkt es Ihren Rücken. Die kleinen, genauen und feinen Bewegungsimpulse wirken auf sanfte Weise auch auf Ihr Herz. Wie alt Sie auch sind: Es ist nicht zu spät, Ihren Körper zu verjüngen und eine fabelhafte Figur zu bekommen. Sie werden den schönen, kraftvollen Körper haben, den Sie verdienen – sobald Sie etwas dafür tun.

Wie Sie das Programm am besten nutzen

Die täglichen Übungen bilden ein vollständiges und ausgewogenes Programm sorgfältig zusammengestellter Stretchings und Kontraktionen, die auf den ganzen Körper wirken und die großen Muskelgruppen wieder in Schwung bringen. Die Muskeln werden sanft gestreckt und die Gelenke behutsam durch ihren ganzen Bewegungsspielraum geführt, um sie vor Verletzungen zu bewahren.

Es liegt an Ihnen, wie oft Sie dieses Programm in der Woche ausführen; aber dreimal sollte es mindestens geschehen. Je öfter Sie üben, um so eher sehen Sie Ergebnisse. Sie können es ohne Sorge täglich tun, denn diese fein kontrollierten Bewegungen verursachen nicht den Verschleiß, der bei anderen Programme mit Krafttraining und Sprungübungen oft auftritt. Gehen Sie nach Ihrem eigenen Tempo vor, ohne Angst vor Überanstrengung oder Verletzung, ohne etwas zu forcieren – und Ihre Muskeln werden ganz von selbst nach ihren eigenen Fähigkeiten arbeiten.

Um das beste Ergebnis zu erzielen, sollten Sie an Ihren Übungstagen das Programm früh und abends durchziehen. Unter Zeitdruck können Sie es auch auf verschiedene Tage verteilen. Ihr Körper reagiert jedoch besser und Sie kommen schneller in Form, wenn es am selben Tag geschieht.

Vor dem Start

Bevor Sie beginnen, sollten Sie die Anleitungen ganz durchlesen, damit Sie ein klares Bild haben.

Denken Sie auch daran, daß viele der Abbildungen die idealen Positionen zeigen, die Ihnen natürlich nicht immer auf Anhieb gelingen.

Mit ein wenig Geduld werden Sie am Ende überrascht feststellen, wie hervorragend Sie Ihren Körper strecken und stärken können.

Bei den meisten Übungen gibt es eine leichtere und eine fortgeschrittene Version: Dadurch können Sie nach Ihren eigenen Fähigkeiten und Fortschritten vorgehen. Wenn die Standardübung noch nicht klappt, dann beginnen Sie mit der einfacheren und bauen sich langsam für die bessere auf. Sobald Sie die richtige Position begriffen haben, kommen Sie sehr rasch voran, die Übungen werden Ihnen zur zweiten Natur; und sind Sie erst richtig damit vertraut und haben gelernt, den ganzen Körper zu entspannen, dann werden Sie dieses Training als einen Höhepunkt Ihres Tages genießen.

Spezielle Kleidung oder Ausstattung brauchen Sie nicht. Eine Matte im Schlafzimmer und ein stabiles Möbel für die Balance genügen. Dabei können Sie sogar noch fernsehen: Die Übungen sollen ebenso selbstverständlich zu Ihrem Tagesprogramm gehören.

Folgen Sie den Übungen bitte genau in der angegebenen Reihenfolge, beginnend mit den Warm-ups. Es ist wichtig, die Muskeln in einer bestimmten Abfolge einzuarbeiten, damit sie nicht erschöpft werden.

Jede Übung ist so angelegt, daß die folgende darauf aufbaut. Die Stretchings bewirken, daß sich die jeweiligen Muskeln strecken, damit keine Verletzungen entstehen und sie durch deren Kontraktion keine »Pakete« entwickeln.

Vollkommene Entspannung

Ich werde Sie wieder und wieder auffordern, Ihren Körper während einer Übung zu entspannen. Entspannung gehört zu den ersten Dingen, die ich meinen Schülern lehre; wer noch nie Callanetics gemacht hat, kann nur schwer begreifen, wie man mit einem Muskel arbeitet und gleichzeitig entspannt. Worum ich bitte, ist ganz einfach: Spannen Sie Ihre Muskeln nicht so mächtig!

Denn jede Straffung oder Streckung, die für die erforderliche Bewegung gar nicht notwendig ist, bedeutet Mehrarbeit für Ihre Muskeln und vergeudet wertvolle Energie. Außerdem erreichen Sie damit nicht Ihre Leistungsfähigkeit. Die Entspannung des Körpers erlaubt Ihren Muskeln, tiefer zu arbeiten. Sie nimmt auch den Druck aus dem Rücken und schützt vor Verletzung. Wenn Sie lernen, während der Arbeit eines Muskels die anderen Muskeln zu entspannen, haben Sie die beste Kontrolle über Ihre Bewegung.

Nutzen Sie die Zeit Ihrer Körperübungen, um auch Ihre Gedanken zu beruhigen. Entspannen Sie Ihr Gemüt, denken Sie an schöne, sanfte, freundliche Dinge. Spüren Sie, wie Ihr ganzer Körper von den Haarspitzen bis zu den Zehennägeln wie Wachs zu Boden schmilzt? Erzielen Sie aus dem geringsten Aufwand an Mühe die größten Ergebnisse. Je mehr Sie sich entspannen, umso mehr wird Ihnen gelingen, weil Sie Ihre Muskeln nicht erschöpfen.

Dreifach verlangsamte Bewegung

Weil es so wichtig ist, daß Sie die Bewegung unter Kontrolle haben und nicht die Bewegung Sie, sollten Sie sich dreifach verlangsamt bewegen. Stellen Sie sich einen Film in Zeitlupe vor – diesen trägen Ablauf verzögern Sie jetzt noch einmal! Es gibt nur zwei Ausnahmen von dieser Regel: das ist das »Auf und ab« am Morgen und der »Swing« am Abend – da bewegen Sie sich nur langsam. Alle Bewegungen sollen sanft, fließend und sehr fein sein. Wippen oder Hüpfen gibt es nicht – Ihr Körper verdient Respekt.

Nichts forcieren

Zwingen Sie Ihren Körper unter keinen Umständen zu etwas, wozu er nicht bereit ist. Zu viel zu bald zu tun oder die Muskeln übermäßig zu belasten, kann zu Übermüdung oder Verletzung führen.

Strecken Sie nicht weiter, als es geht – Ihre Muskeln folgen ihrer eigenen Zeitrechnung. Jede Streckung muß sich angenehm anfühlen und darf nicht die Schmerzschwelle berühren. Gehen Sie freundlich mit sich um.

Gehorchen Sie dem eigenen Tempo

Lassen Sie sich nicht entmutigen, wenn Sie anfangs die vorgegebenen Wiederholungen nicht erreichen. Das ist nur natürlich, denn wahrscheinlich setzen Sie Muskeln ein, die Sie nie zuvor benutzt haben. Sie brauchen Zeit, sich zu entwickeln. Wenn 100 Impulse gefordert sind und Sie schaffen nur 20, dann ist eben das Ihre Basis.

Tun Sie nur das, was möglich ist – es dauert dann etwas länger, aber Ihre Sicherheit steht obenan. Hören Sie auf Ihren Körper. Er läßt es Sie wissen, wenn er mehr zu tun bereit ist. Und wenn Sie erst kräftiger werden, erreichen Sie die vorgegebenen Wiederholungen mit Leichtigkeit.

Erwarten Sie nicht, daß sich Ihr Körper jeden Tag gleich verhält; und vergleichen Sie nicht Ihre Fortschritte mit den Fortschritten anderer, niemals. Jeder Körper reagiert anders, und einige sind eben beweglicher.

Machen Sie eine Atempause, wann immer Ihnen danach ist. Sie müssen nur darauf achten, daß Sie bei der Fortsetzung wieder die richtige Startposition einnehmen und den Anweisungen Schritt für Schritt folgen. Zählen Sie Ihre Wiederholungen sorgfältig auf beiden Seiten, damit Ihr Körper gleichmäßig straff und kräftig wird.

Schmerzen

Wird ein Muskel auf eine neue Weise eingesetzt oder ein nie benutzter gestreckt, ist es normal, daß Sie dort eine Reaktion verspüren. Wenn sie unbehaglich ist, können Sie die Positionen verlagern, die Bewegung verändern, die Seite wechseln oder eine Pause einlegen. Danach nehmen Sie die Übung bei der unterbrochenen Zählung wieder auf.

Hören Sie mit den Übungen sofort auf, wenn Sie Atemlosigkeit, Schwindelgefühle oder einen plötzlich oder scharf stechenden Schmerz (besonders in Brust oder Arm ist das ein möglicher Hinweis auf Angina pectoris) verspüren. Hält der Schmerz an oder wird schlimmer, konsultieren Sie einen Arzt.

Atmen

Manche Leute konzentrieren sich nicht auf die Übungen, sondern auf komplizierte Atemtechniken, die ihnen irgend welche Fitneßtrainer beigebracht haben. Sie verkrampfen sich dann oft, statt den Körper zu entspannen. Darum gibt es bei Callanetics keine Ateminstruktionen. Atmen Sie natürlich! Und vergessen Sie es nicht.

Zählen

Bei verschiedenen Übungen wird eine bestimmte Zahl von Impulsen zum Einhalten und Abzählen vorgegeben. Zählen Sie dann »Eintausend und eins, eintausend und zwei« und so fort. Wenn Sie laut zählen, vergessen Sie auch das Atmen nicht.

Ausstattung

Bei diesem Programm brauchen Sie keine besondere Ausrüstung, aber gelegentlich eine Stützstange. Dafür können Sie auch jedes stabile Möbelstück wie einen Tisch, eine Sofalehne oder einen Stuhl hernehmen. Er muß nur in der Höhe für Sie bequem sein und robust genug, um Ihr Gewicht auszuhalten. Auf unseren Abbildungen benutzt Nina nur einen leichten Stuhl geringer Höhe, denn ihr Körper ist kräftig und braucht keine Stütze.

Bei den Bodenübungen ist eine Matte oder ein Tuch als Polster für Rücken, Knie oder Po ganz praktisch.

Ich rate Ihnen, keine Schuhe zu tragen. Ihr Gewicht ist einfach zu schwer und bringt Sie aus der natürlichen Balance. Auf keinen Fall dürfen Sie Arme und Beine mit Gewichten beschweren.

Musik

Wenn Sie gerne bei Musik üben, dann soll sie sanft und beruhigend sein, damit Sie sich entspannen und konzentrieren können. Hören Sie dabei nie harte rhythmische Musik, denn der Beat könnte Sie zu wippenden und stoßenden Bewegungen verführen – und dann verlieren Sie die Kontrolle.

Merksätze

Denken Sie immer an die Schlüsselbegriffe und Kernsätze von Callanetics:
Entspannen Sie den ganzen Körper
Ihr Körper ist wie eine Stoffpuppe
Lassen Sie Ihren Körper zu Boden schmelzen
Denken Sie an schöne, sanfte, freundliche Dinge
Bewegen Sie sich immer dreifach verlangsamt
Gehen Sie freundlich mit sich um
Gehen Sie nach Ihrem eigenen Tempo vor
Hören Sie auf Ihren Körper
Forcieren Sie niemals eine Bewegung
Strecken Sie sich niemals mehr, als eben geht
Ihre Muskeln strecken sich, wenn sie bereit sind –
nicht auf Befehl
Wippen oder hüpfen Sie nie
Erzwingen Sie nichts
Ihre Bewegungen sind kaum wahrnehmbar, sanft und zart
wie ein Impuls
Ein Bewegungsimpuls hat nie mehr als 6 bis 12 Millimeter
Machen Sie eine Pause, sobald Sie es brauchen

Das Becken kippen

Wenn es eine Bewegung gibt, die den Schlüssel zu Callanetics darstellt, so ist es das Kippen des Beckens, des Verbindungsgliedes zwischen der oberen und der unteren Körperhälfte. Der Beckenbereich ist vielleicht das wichtigste Gefüge im Körperbau: Es stützt den ganzen Rücken und ist entscheidend für Haltung, Balance und Ausrichtung des Körpers bei jeder Tätigkeit. Wenn Sie lernen, das Becken in den Funktionen einzusetzen, für die es geschaffen ist, erleben Sie ein Gefühl der Befreiung und Lockerheit und Sie helfen dem Körper. Es gibt keine eigenen Beckenmuskeln, die Bewegung wird durch die Muskeln der Beine und des Rumpfes kontrolliert. Man kann das Becken im Liegen, im Stehen oder im Sitzen kippen oder einrollen. Wenn Sie im Stehen damit beginnen, müssen Sie die Knie beugen, damit Sie das Hochkippen richtig spüren können. Wird die Bewegung dann kräftiger und häufiger angewandt, kann man bei bestimmten Übungen auch die Beine mit lockeren Knien geradehalten.

Um das Becken zu kippen, müssen Sie den Po straffen und versuchen, dreifach verlangsamt, die Beckenpartie so zu bewegen, als wollten Sie das Schambein zum Nabel hin »einrollen«. Stellen Sie sich dabei vor, am Zwickel Ihres Trikots sei ein Faden befestigt, an dem Sie sich sacht hochziehen – und Ihr Becken wird hochkippen. Diese Bewegung kräftigt den Unterleib, Innen- und Vorderschenkel und die Pomuskeln, sie löst zugleich die Hüftgelenke und erlaubt Ihnen damit fließendere Bewegungen. Im Stehen stärkt sie auch die Waden und die Füße.

Wenn Sie diese »Beckenwelle« beherrschen, nehmen Sie die Streckung im unteren Rücken wahr und erreichen eine größere

Beweglichkeit in der Wirbelsäule. Je kräftiger die Muskeln werden, desto weiter können Sie das Becken einrollen: Dann kontrahieren die Pomuskeln stärker und die Wirkung wird größer, sichtbar. Und Sie können immer noch ein bißchen mehr kippen, als Sie denken! Wenn sich die Spannung durch die Beckenwelle gelöst hat, werden Sie merken, wie leicht und belebend die Energie durch Ihren Körper strömt.

Diese Übung können Sie überall und jederzeit zwischendurch einlegen. Achten Sie aber darauf, daß Sie weder den Bauch herausstrecken noch das Kreuz einziehen dürfen. Es ist eine sanfte,

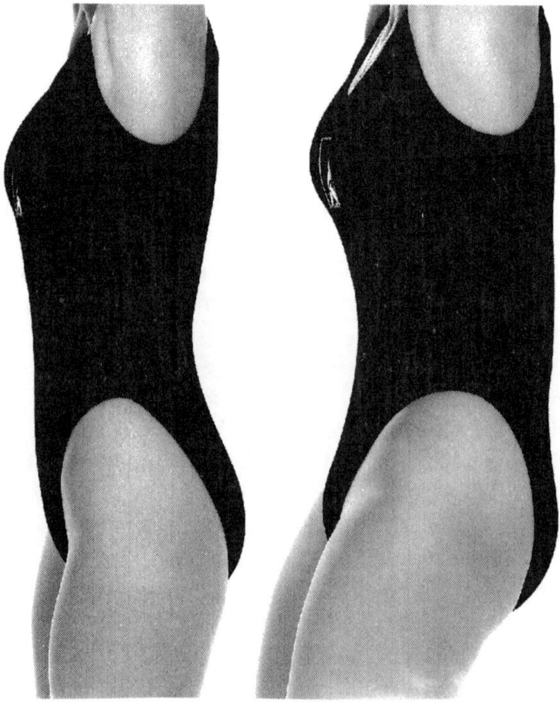

runde und fließende Bewegung nach oben und innen. Wenn Ihr Becken sich an diese sachte Welle gewöhnt hat, gibt es keine Entschuldigung mehr für eine eingesackte Haltung, denn Sie können das Becken ja beim Gehen, Stehen und Sitzen leicht einrollen. So strecken Sie bequem die Wirbelsäule und halten Kopf und Schulter aufrecht.

Ein besonderer Hinweis

Für alle Übungen, bei denen Sie das Becken kippen, gilt: Je mehr Sie den Po straffen und das Becken einrollen, desto besser schützen Sie Ihren Rücken. Besonders bei einem Hohlkreuz sollten Sie darauf achten.

DAS FRÜH-PROGRAMM

Mit diesem Frühprogramm haben Sie einen perfekten Start in den neuen Tag. Sie bereiten Geist und Körper darauf vor, diesem Tag und seinen Herausforderungen mit frischer Kraft, neuer Energie und einem positiven Selbstgefühl zu begegnen. Spüren Sie nach, wie Ihre Muskeln sich entspannen und stärken und wie Ihre Energie auf Touren kommt!

ZUM AUFWÄRMEN

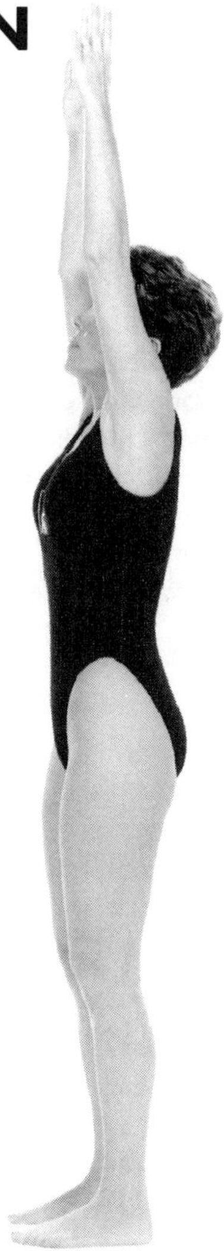

Auf und ab

Sie wachsen um fünf Zentimeter!

Diese Übung
- streckt die Wirbelsäule
- lockert die Knie

Die ganze Übung läuft in einer einzigen langsamen und fließenden Bewegung ab.

▶ Sie stehen mit den Füßen in Hüftbreite, die Knie sind leicht gebeugt. Strecken Sie beide Arme ganz hoch zur Decke und dabei gleichzeitig Ihren Rumpf in die Höhe. Straffen Sie den Po und rollen Sie das Becken ein (S. 24). Nun strecken Sie den Rumpf noch höher; die Knie bleiben entspannt – nicht blockieren!

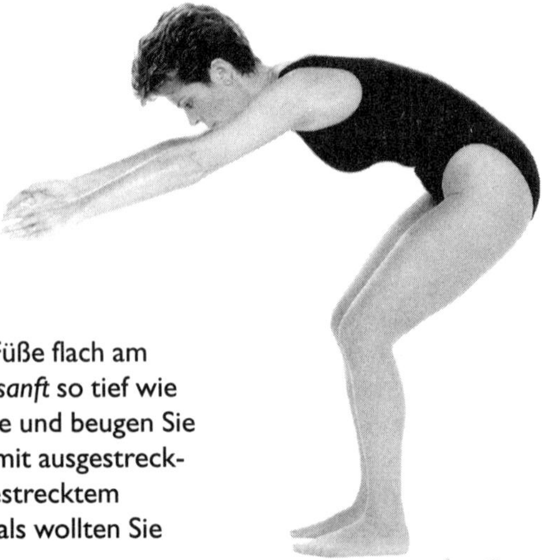

▶ Halten Sie die Füße flach am Boden, gehen Sie *sanft* so tief wie möglich in die Knie und beugen Sie den Oberkörper mit ausgestreckten Armen und gestrecktem Rumpf zu Boden, als wollten Sie etwas aufgreifen.

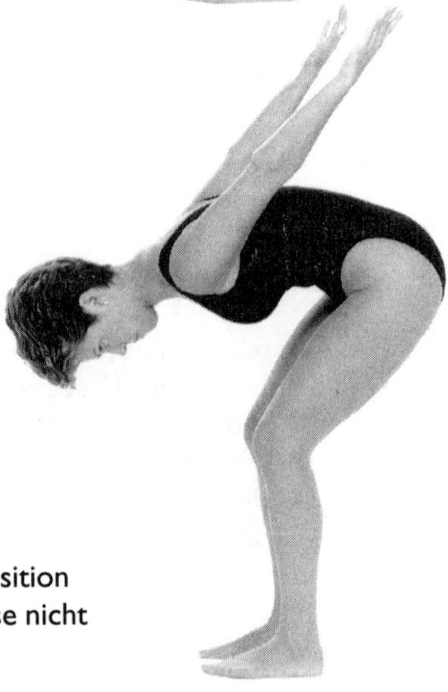

▶ Schwingen Sie die Arme *ganz sacht* nach hinten und so weit es geht in die Höhe; dabei wird der Nacken völlig entspannt. Mit der Bewegung der Arme werden sich die Knie ein wenig strecken und der Po etwas anheben. (In dieser Position ist das Becken ausnahmsweise nicht gekippt.)

▶ Während Sie diese Bewegung nun umgekehrt in die Hochstreckung zurückführen, straffen Sie wieder den Po und rollen das Becken weit ein. Am Schluß ist es ganz gekippt, Arme und Rumpf reichen hoch zur Decke. Wenn Sie unter einem Hohlkreuz leiden, müssen Sie die Beckenwelle besonders betonen.

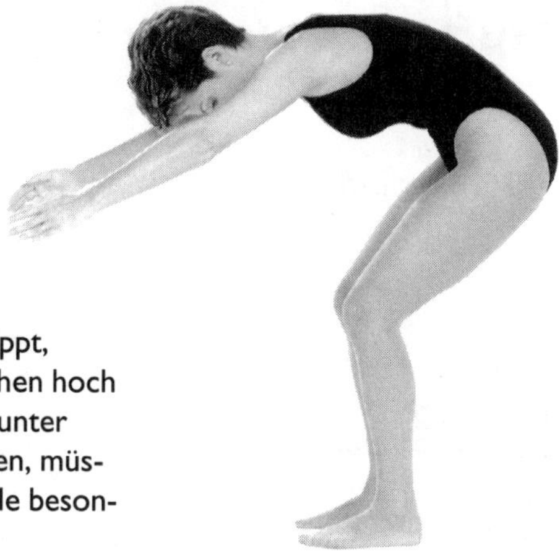

Wiederholungen

▶▶ 5

MERKE

- Halten Sie beim Hochstrecken von Armen und Rumpf das Becken so weit wie nur möglich gekippt, aber ziehen Sie nicht das Kreuz ein.
- Blockieren Sie die Knie nicht. Verkrampfen Sie die Füße nicht.
- Entspannen Sie Schultern und Nacken – keinesfalls anspannen.

Hüftstreckung

Die Alternative zum Korsett!

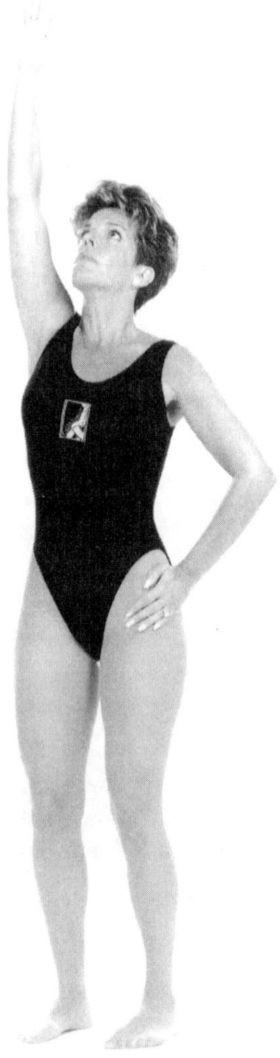

Diese Übung

- streckt Taille, Hüften, Wirbelsäule, den Rücken zwischen den Schulterblättern und die Unterarme
- verringert den Taillenumfang

▶ Sie stehen mit den Füßen in Hüftbreite. Legen Sie die linke Hand, Ellbogen seitwärts, direkt unter die linke Hüfte auf. Das schützt den unteren Rücken. Recken Sie den rechten Arm, Handfläche nach innen, so hoch Sie können. Die Knie leicht beugen. Straffen Sie zum Schutz des Rückens den Po und kippen Sie das Becken ganz hoch. Jetzt versuchen Sie, den Arm noch höher zu recken, bis Ihr Trikot rechts hochrutscht: Rumpf und Taille werden noch besser gestreckt.

▶ Halten Sie den Arm ganz gestreckt und gerade, das Becken gekippt, und lehnen Sie sich sanft so weit zur linken Seite, wie es Ihnen ohne Forcieren gelingt. Bewegen Sie dreifach verlangsamt den Rumpf (nicht den Arm!) in Impulsen von wenigen Millimetern auf und ab, und strecken Sie ihn dabei in einer weichen Bewegung nach links. Nacken und linke Schulter sind ganz entspannt.

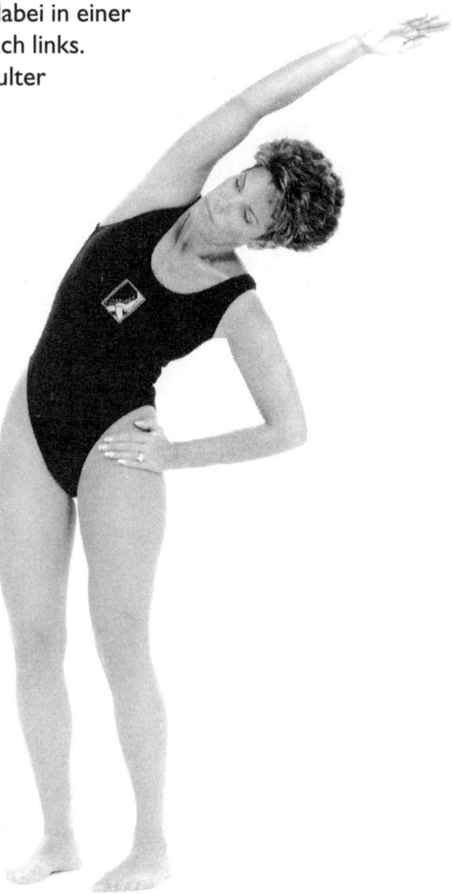

▶ Am Schluß der Streckung richten Sie sich nicht einfach auf, denn damit würden Sie den unteren Rücken unter Druck setzen. Sie gehen vielmehr mit ausgestrecktem rechten Arm tief in die Knie, führen Arm und Rumpf in einer gleitenden Bewegung vor zur Mitte, neigen sie zu Bogen und dann zur rechten Seite. Spüren Sie, wie sich die Wirbelsäule streckt?

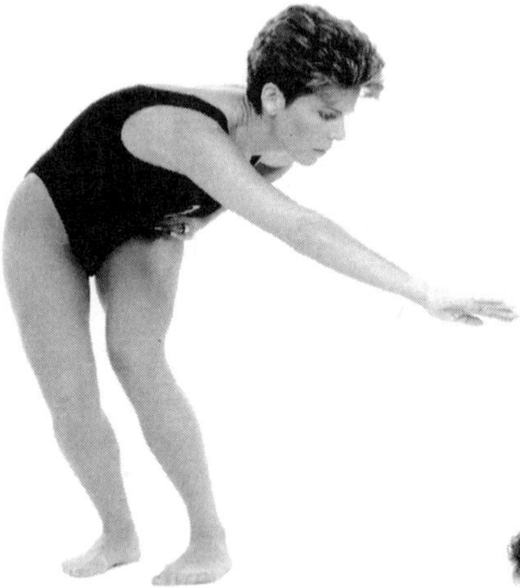

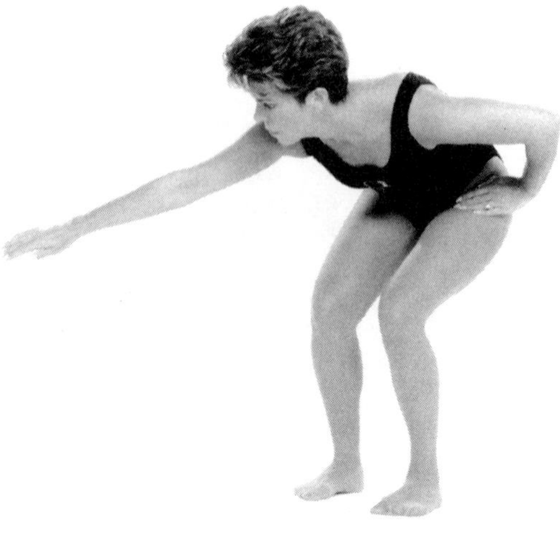

▶ Wenn Sie spüren, daß Ihr Rücken vollkommen entspannt ist und Sie sich nicht weiter nach rechts wenden können, erheben Sie sich langsam zur Ausgangsposition, indem Sie den Po straffen, das Becken wieder einrollen und sich Wirbel für Wirbel in die Höhe »runden«. Zu allerletzt heben Sie sanft den Kopf wieder an.

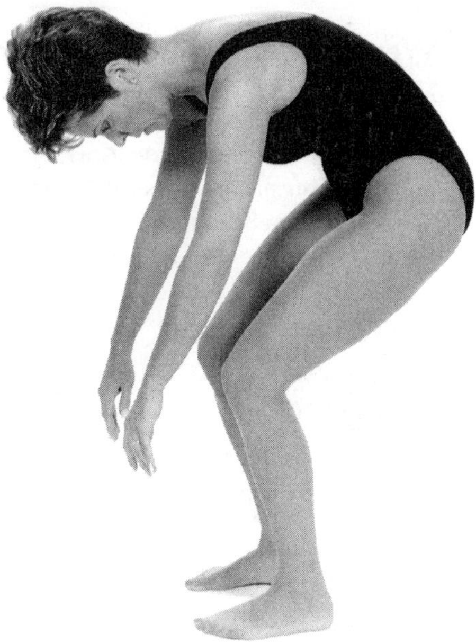

Wiederholungen
nach jeder Seite

- ▶ am Anfang 75 Impulse
- ▶ am Ende 100 Impulse

Hinweis: Sobald Sie besser gestreckt sind, haben Sie auch mit der Beckenwelle keine Schwierigkeiten mehr. Sie können dann auch die Knie gerade halten, ohne sie zu blockieren.

Wenn Sie einen Druck unten im Rücken spüren:

Gehen Sie noch tiefer in die Knie, und beugen Sie Arm und Rumpf weiter nach vorn, so daß der Arm diagonal zum Körper oder in Schulterhöhe (das ist noch bequemer) ausgestreckt wird.

MERKE

- Sie können sich weiter strecken, als Sie glauben.
- Entspannen Sie Kopf, Schultern und Nacken.
- Verkrampfen Sie Beine und Füße nicht.
- Halten Sie die Knie locker – nicht blockieren.
- Strecken Sie weder Po noch Bauch heraus.
- Halten Sie den ausgestreckten Arm möglichst gerade und nahe am Kopf.
- Lockern Sie auch die Schulter des Armes, der auf der Hüfte ruht.
- Wippen Sie nicht auf und ab: Ihre Impulse sind kaum wahrnehmbar.

Nackenlockerung

Relaxing auf einfachste Weise!

Diese Übung

- lockert Nacken und Schultern
- streckt die Wirbelsäule
- hält die Nackenpartie beweglich

Hinweis: Bewegen Sie sich immer dreifach verlangsamt, und denken Sie an angenehme, freundliche und schöne Dinge.

▶ Sie stehen aufrecht mit den Füßen in Hüftbreite, die Knie sind leicht gebeugt. Entspannen Sie die Schultern – sie schmelzen zu Boden – und die Arme. Recken Sie den Nacken und schauen Sie geradeaus – als hinge Ihr Kopf wie bei einer Marionette an einem Faden. Die Kinnbacken locker lassen.

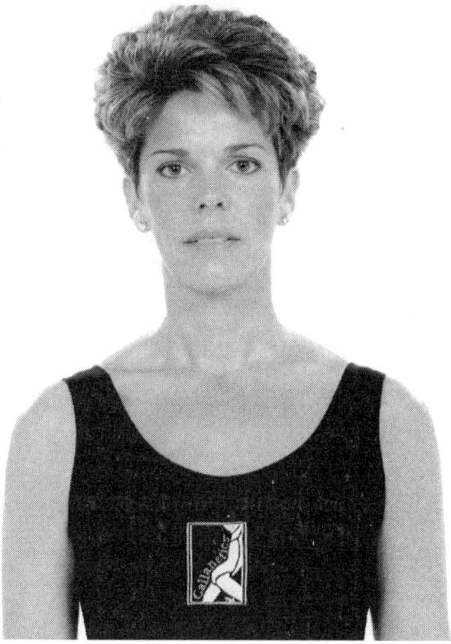

▶ In dreifach verlangsamter Bewegung wenden Sie den Kopf zur rechten Schulter, als wollten Sie sich mit jemandem hinter Ihnen unterhalten. Halten Sie beide Schultern locker und gerade, sie sollten sich nicht drehen. Dann wenden Sie den Kopf wieder sanft und gemächlich zur Mitte.

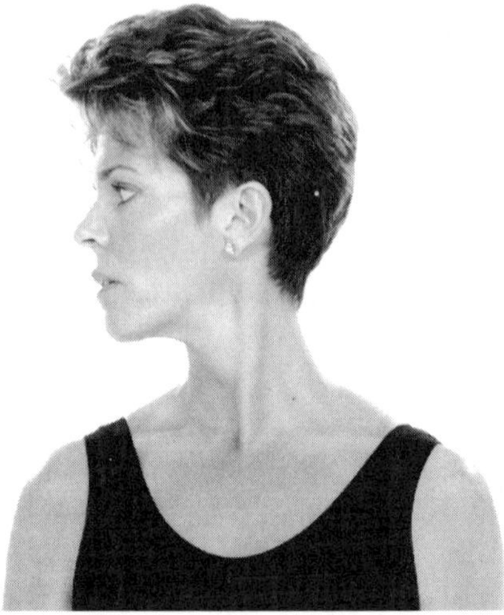

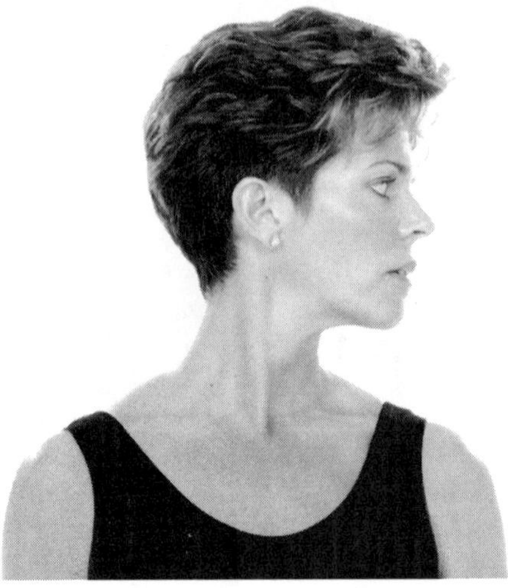

▶ Nun drehen Sie den Kopf ebenso langsam nach links zum Blick über die Schulter. Und wieder zurück zur Mitte.

Wiederholungen

nach beiden Seiten
▶▶ 3

MERKE

- Halten Sie Ihre Schultern ganz locker und ruhig – wenn Sie nicht aufpassen, gehen Sie beim Strecken des Nackens mit in die Höhe. Sie sollten aber lieber gelassen zu Boden schmelzen …
- Wenn Sie den Kopf wenden, dürfen Schultern und Körper dieser Bewegung nicht folgen.
- Bewegen Sie den Nacken sanft, nicht ruckartig.
- Strecken Sie Po oder Bauch nicht heraus. Halten Sie den Po gestrafft und das Becken gekippt.
- Lassen Sie Füße und Knie ganz locker.

Hinweis: Mit der zunehmenden Entspannung der Muskeln können Sie das Becken zur Streckung des Rückgrats noch besser einrollen, und Sie müssen die Knie nicht so weit beugen.

BEINE UND INNENSCHENKEL

Für die folgende Übung brauchen Sie eine Stütze. Sie können dazu fast jedes stabile Möbel verwenden: einen Tisch, eine Sofalehne, einen Stuhl. Aber vergewissern Sie sich zuvor, daß es robust genug für Ihr Gewicht ist und eine bequeme Höhe hat. Nina benutzt nur einen leichten Hocker, denn ihr Körper ist kräftig und braucht keine Unterstützung. Die Höhe dieses Hockers wird für die meisten am Anfang viel zu niedrig sein. Sie können das je nach Ihren Fortschritten variieren: Aber wenn Sie nicht sehr groß gewachsen sind, sollte Ihre Stütze etwa 140 cm nicht übersteigen.

Zu Beginn werden Sie sich zu der Stütze beugen und wie der Teufel daran festhalten. Doch sobald Ihre Kräfte wachsen, werden auch Sie den Oberkörper vollkommen aufrecht halten können und Ihre Hände nur noch leicht auf der Stütze ruhen.

Die Beckenwelle

Für lange, schlanke Beine!

Diese Übung

- stärkt und strafft die Beine, Po und Unterleibsmuskulatur
- wirkt auf die Schenkel vorn und inne, auf Füße, Fesseln und Waden
- streckt die Wirbelsäule und den Rücken zwischen den Schulterblättern
- hält das Becken beweglich

Hinweis: Wenn Sie schwache Knie oder andere Probleme mit Ihren Knien haben, müssen Sie diese Übung sehr behutsam und sacht angehen. Das Körpergewicht wird besser verteilt und aufgefangen und der Druck von den Knien genommen, wenn man die Fersen dabei aneinanderlegt. Genügt das nicht, können Sie auch die Füße in Hüftbreite flach und gerade aufsetzen. Ich habe viele Briefe von Leuten bekommen, denen gerade diese Übung bei Problemen mit den Knien – wegen Verletzungen, Arthritis oder sogar Operationen – Erleichterung verschafft hat, und viele meiner Schüler sagen, daß sich dadurch ihre schlimme Verfassung enorm verbesserte. Sie werden feststellen, daß durch die Übung auch die Verletzungsgefahr bei sportlichen Aktivitäten geringer wird, weil die Beinmuskeln stärker entwickelt werden. Da diese auch die Rückenmuskeln bei der all-

täglichen Arbeit unterstützen, wirkt sich das positiv beim normalen Stehen, Gehen und Laufen aus. Doch gehen Sie sanft mit sich um: Wenn Sie sich bei dieser Übung noch unsicher fühlen, machen Sie mit der nächsten weiter und nehmen diese wieder auf, wenn Ihre Muskeln kräftiger sind.

▶ Sie stehen mit ausgestellten Füßen vor Ihrer Stütze und halten sich daran fest. Heben Sie sich mit leicht gebeugten Knien und lockeren geraden Arme auf die Fußballen, die Fersen aneinander. Den Rücken dürfen Sie nicht einziehen, halten Sie ihn möglichst gerade und entspannt – und die Knie bitte nicht zur Seite drücken. Jetzt senken Sie den Körper mit aufrechtem Rumpf und zur Decke gerecktem Nacken – alles ganz relaxed! – dreifach verlangsamt 5 cm nach unten und halten dabei die Fersen geschlossen.

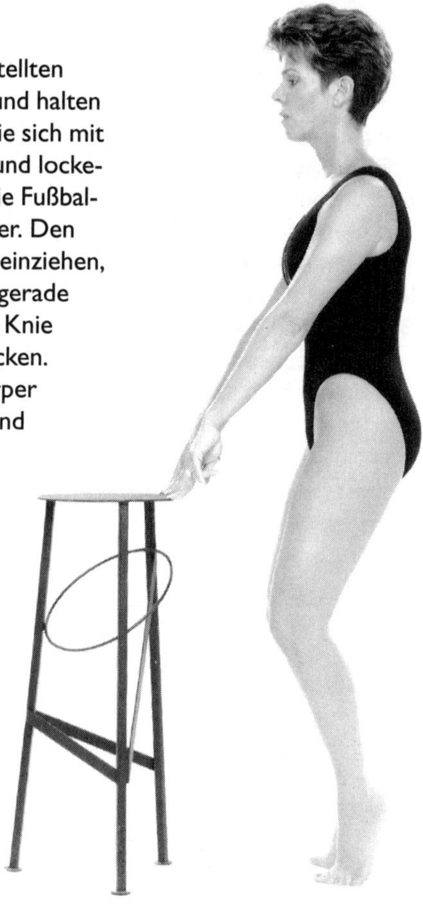

▶ Straffen Sie den Po, und rollen Sie das Becken hoch und zum Nabel hin ein. Dann kippen Sie das Becken noch ein Stückchen mehr und machen gleichzeitig den Oberkörper so rund, wie Sie nur können. Dann lösen Sie sanft wieder das Becken, ohne den Po zurückzustoßen, und kehren mit dem Körper wieder in die Fallinie zurück.

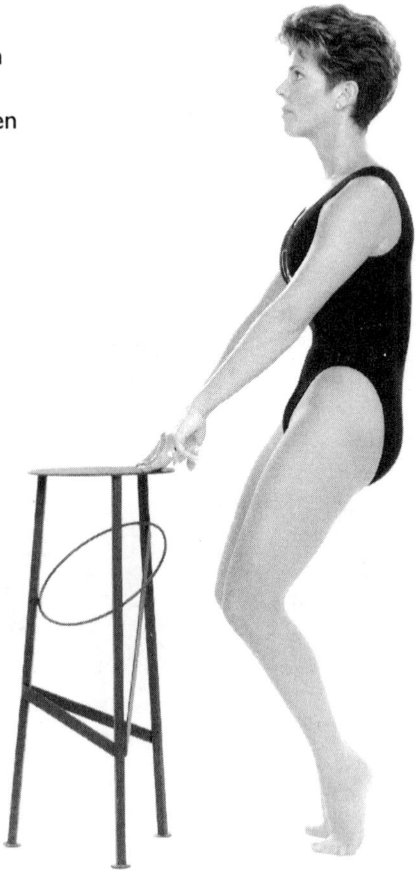

▶ Dreifach verlangsamt senken Sie sich nun weitere 5 cm ab, straffen den Po, kippen das Becken noch mehr – und lösen es wieder sacht.

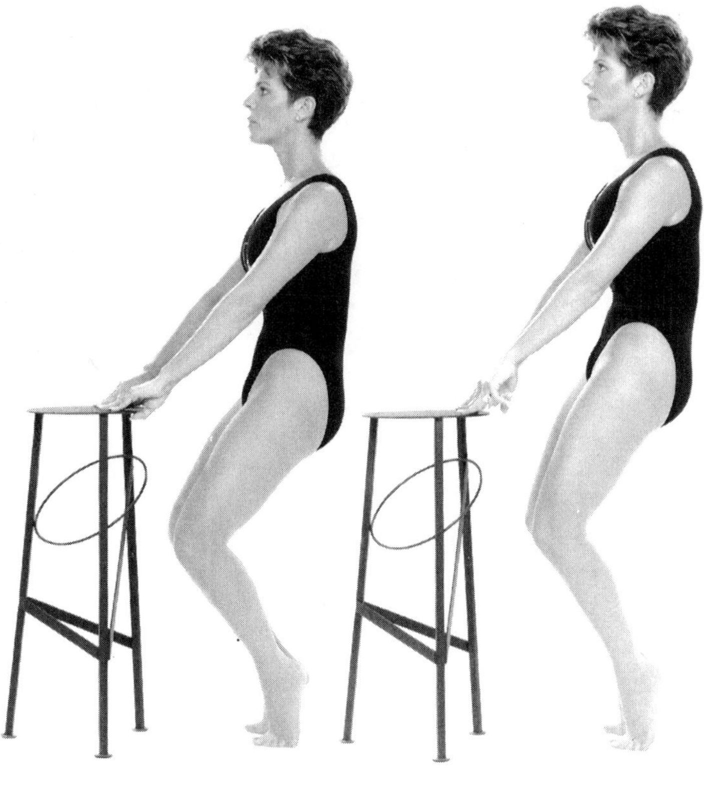

▶ Sie gehen abermals 5 cm tiefer, straffen den Po, kippen das Becken und lösen es wieder. Spüren Sie, wie die Muskeln an den Schenkeln innen arbeiten?

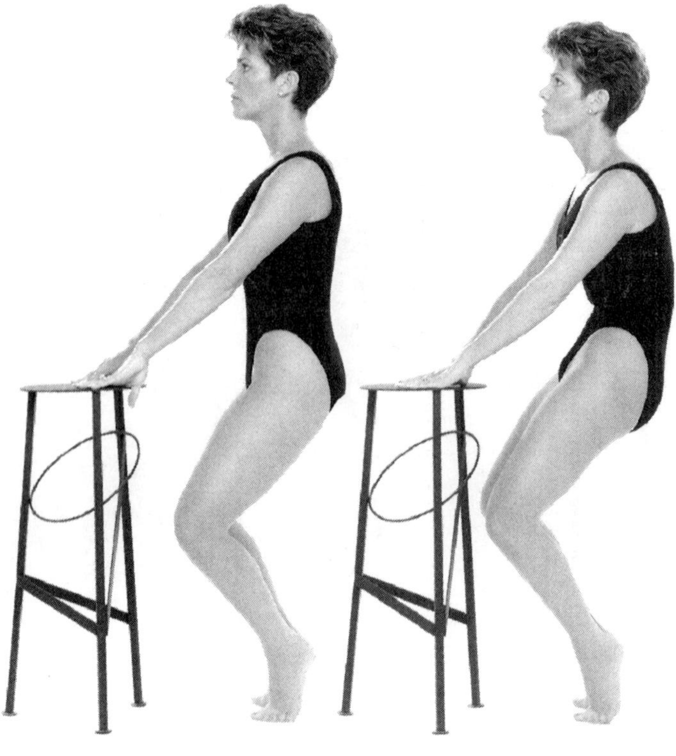

▶ Nun kehren Sie die Bewegungsfolge um und gehen jeweils 5 cm höher: Po straffen, Becken kippen – und wieder lösen. Dies alles ganz langsam, bis Sie wieder die Ausgangsposition erreicht haben.

Wiederholungen

▶ am Anfang 3
▶ am Ende 5

Hinweis: Sehen Sie, wie hoch Ninas Becken gekippt ist! Sie werden sich am Anfang kaum vorstellen, wie weit auch Sie in einer weichen und fließenden Bewegung Ihr Becken »einrollen» können. Aber je besser Sie die Technik des Entspannens beherrschen, desto leichter wird es Ihnen fallen – und um so schneller sehen Sie Ergebnisse.

MERKE

- Schon bei der zweiten und dritten Wiederholung sollten Sie Ihr Becken jeweils mehr kippen.
- Wenn Sie sich aus der Beckenwelle lösen, dürfen Sie weder den Po herausstrecken noch den Rücken einziehen. Solange Sie das Becken nicht einrollen, ist Ihre Wirbelsäule immer gerade gestreckt!
- Die Knie bleiben in natürlicher Stellung und dürfen nicht zu sehr zur Seite gedrückt werden.
- Halten Sie die Schultern entspannt.
- Um die Wirbelsäule am effektivsten zu strecken, soll der obere Rücken beim Einrollen des Beckens ganz rund sein! Je höher das Becken gekippt ist, desto größer wird die Rundung des Rückens und die Streckung der Wirbelsäule – dabei werden die Beine straff und stark.
- Sobald die Beine kräftiger sind, müssen Sie versuchen, Ihr Gewicht von der Stütze zurückzuziehen: Verlagern Sie Ihre Balance auf die Fußballen.
- Wenn Sie den Körper tief senken, darf Ihr Po nicht unter die Linie der Knie geraten; sie geraten sonst unter zu hohen Druck.

VOM BODEN AUFSTEHEN

Bevor Sie die Bauchübungen beginnen, muß ich Ihnen erklären, wie man sich vom Boden erhebt, ohne den Rücken unter Druck zu setzen.

Es gehört zum Schlimmsten, was Sie Ihrem Rücken antun können, wenn Sie sich schlicht vom Boden abstoßen und aufstehen. Dabei ist es so einfach zu lernen, wie man sich mit Anmut in einer fließenden, leichten Bewegung erhebt. Wann immer Sie vom Boden aufstehen: Tun Sie es auf diese Weise.

▶ Sie liegen auf dem Rücken und ziehen die Knie locker an, die Füße sind in Hüftbreite flach aufgesetzt. Dann rollen Sie nacheinander die Knie und den Körper auf die rechte Seite. Die gebeugten Knie ruhen auf dem Boden, Sie legen die Handflächen zur Rechten auf den Boden. Mit der linken Hand und der Unterstützung des rechten Armes heben Sie dreifach verlangsamt den Körper an, legen auch die rechte Handfläche auf den Boden und rutschen mit den Händen zurück, bis Sie mit dem Po auf den Fersen sitzen.

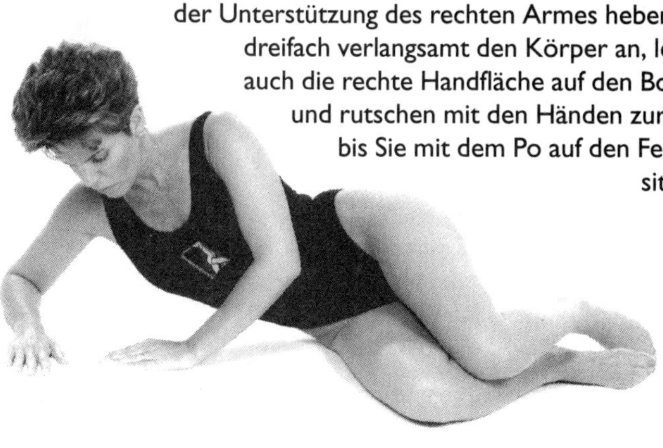

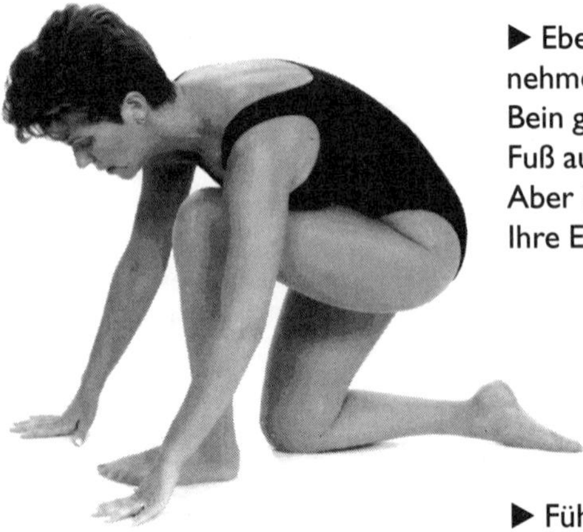

▶ Ebenso langsam nehmen Sie nun das linke Bein gebeugt hoch, bis der Fuß auf dem Boden ruht. Aber blockieren Sie nicht Ihre Ellbogen.

▶ Führen Sie auch das rechte Bein nach vorn. Dann straffen Sie den Po und kippen das Becken hoch.

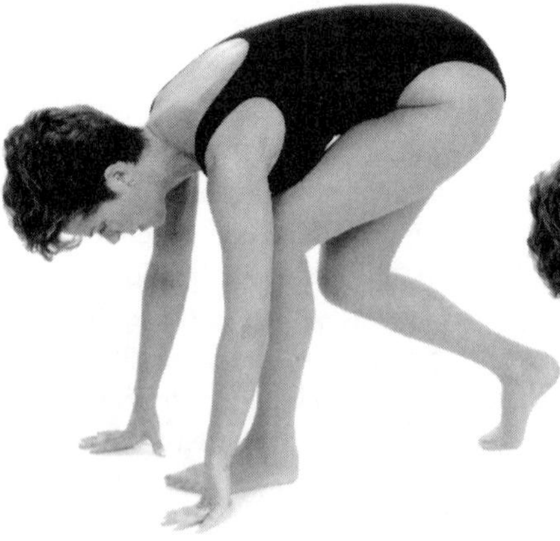

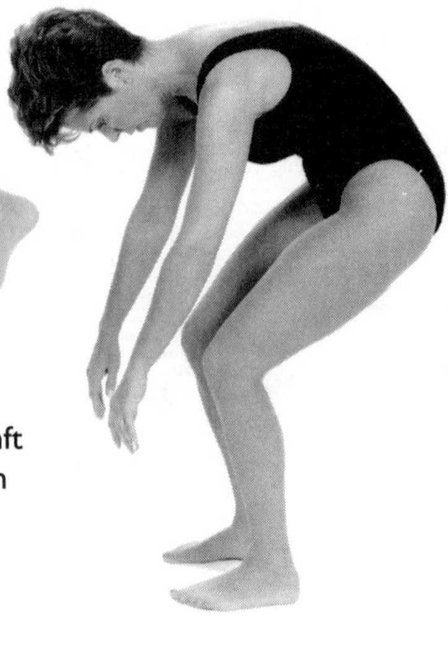

▶ Jetzt erst strecken Sie sich sanft mit gesenktem Kopf und dreifach verlangsamt Wirbel für Wirbel zum Stand. Dann erst heben Sie sacht den Kopf in die Höhe.

BAUCH

Die beiden nächsten Bauchübungen

- straffen die Unterleibsmuskeln vom Brustbein bis zum Schambein
- lösen die Spannung im Nacken
- machen einen langen Hals
- lösen die Spannung zwischen den Schulterblättern
- weiten die Brust und befreien den Atem
- heben den Busen durch Stärkung der Brustmuskeln
- schützen den Rücken
- lösen die Spannung im ganzen Rücken, sie strecken und machen ihn beweglicher
- wirken gegen ein Doppelkinn (falls vorhanden)
- tragen zur Regulierung der Darmbewegungen bei
- zügeln den Appetit (bei den meisten)
- helfen Frauen bei Monatsbeschwerden

Auf den ersten Blick sehen diese Bauchübungen wie viele andere aus. Darum will ich erklären, warum sie dennoch ganz anders sind, auch wenn Ihnen das zunächst überflüssig erscheint. Wenn Ihr Körper erst auf diese Anweisungen reagiert, wird es Ihnen zur zweiten Natur, und Sie merken vielleicht gar nicht, daß die unglaublichen Ereignisse auf diese Übung zurückzuführen sind.

Das Bauchtraining dieses Programms besteht nicht aus den üblichen Sitzübungen, die verlangen, daß man den ganzen Oberkörper vom Boden hochstößt, eine Schlacht gegen die Schwerkraft schlägt und die Bauchmuskulatur über ihre Fähigkeiten hinaus beansprucht. So werden andere Muskelgruppen – besonders die des Rückens – belastet, und es entsteht ein entsetzlicher Druck auf den unteren Rücken.

Bei Callanetics wird Ihr Körper in eine Position gebracht, in der Sie ihn erstens völlig entspannen und zweitens keine Anstrengung, weder für die Bauch- noch für die Rückenmuskeln, verursachen. Ihre Bauchmuskeln arbeiten automatisch nur auf dem Niveau, das sie bringen können. Weil dabei die Unterstützung anderer Muskelgruppen fehlt, sind Sie zunächst zu weniger Wiederholungen als bei den üblichen Bauchübungen imstande. Dennoch ist die Wirkung sehr viel größer, weil Sie die Bauchmuskeln tiefer durcharbeiten. Und deshalb können Sie die Wiederholungen schon bald steigern.

Üben Sie diese Folgen sehr langsam, sehr bedacht. Lassen Sie Ihr Kreuz ganz mit dem Boden verschmelzen. Halten Sie die Muskeln von Bauch und Po locker. Und vor allem: *Behandeln Sie bei den winzigen Impulsen Kopf, Arme und Oberkörper als eine einzige Bewegungseinheit.*

Viele Anfänger begehen den Fehler, dabei nur den Nacken, die Arme oder den Oberkörper einzusetzen.

Zu Beginn verspüren Sie die Kontraktion der Muskeln direkt unter der Brust. Werden die Muskeln dort kräftiger, fühlen Sie die Kontraktion etwas tiefer – und so geht das fort, bis Sie die Muskeln über dem Schambein wahrnehmen. Ziehen sich die Muskeln in Magenhöhe scheinbar ein, treten die im tieferen Bauch scheinbar hervor. Geraten Sie deshalb nicht in Panik. Wenn Sie keine Verdauungsprobleme mit Aufblähungen haben, die medizinischer Hilfe bedürfen, wird Ihr Magen flach, sobald die tieferen Muskelpartien einbezogen werden. Stellen Sie nach sechs Trainingseinheiten keine sichtbaren Ergebnisse fest und scheint Ihr Magen gedunsen oder geschwollen, liegt es vielleicht an einer schon vorhandenen Störung. Sie sollten dann einen Arzt aufsuchen.

Hinweis: Manche Menschen verspüren zu Beginn dieser Übungen im Nacken leichte Beschwerden. Das ist zunächst nur natürlich, denn der Streß des Alltags lagert sich in Verspannungen des Nackens ab und dieser Streß ist die eigentliche Ursache. Mit dem Bauchtraining lernen Sie sich zu entspannen – Sie lockern die Nackenmuskeln und befreien sie von den Verkrampfungen. Sind die Übungen zu beschwerlich, können Sie die Hände im Nacken falten – die Ellbogen zur Seite gestreckt – und den Kopf zurücklegen. Das Unbehagen sollte nach den ersten Trainingsstunden verschwinden; Sie spüren statt dessen ganz deutlich die Muskeln an den Nackenseiten in Aktion. Es sind die, die Ihren Hals strecken und länger scheinen lassen! Wenn die Nackenbeschwerden jedoch anhalten, sollten Sie einen Arzt befragen, denn sie könnten auf ein Hals-Wirbel-Problem hinweisen.

Hebungen mit einem Bein

Das schnellste Weg zu einem flachen Bauch!

Hinweis: Die meisten Menschen wissen nicht, daß man die Zehen spitzen kann, ohne die Beinmuskeln zu spannen. Wenn Sie bei den folgenden Übungen eines oder beide Beine anheben, spitzen Sie die Zehen: Aber halten Sie die Füße und Beine völlig entspannt! Sie trainieren auf diese Weise, die Körperpartien unterschiedlich zu entspannen.

▶ Sie liegen mit angezogenen Beinen auf dem Boden, die Füße in Hüftbreite flach aufgesetzt. Ziehen Sie das rechte Knie so weit Sie können zur Brust.

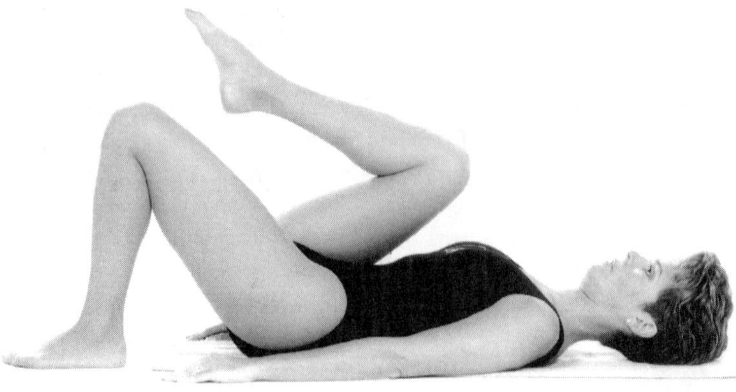

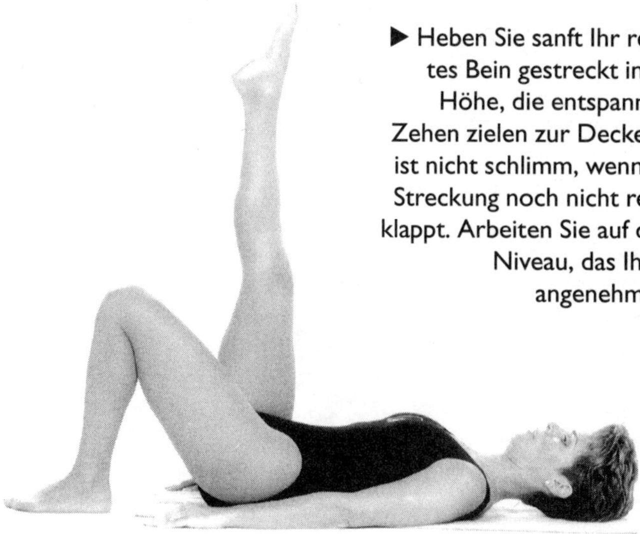

▶ Heben Sie sanft Ihr rechtes Bein gestreckt in die Höhe, die entspannten Zehen zielen zur Decke. Es ist nicht schlimm, wenn die Streckung noch nicht recht klappt. Arbeiten Sie auf dem Niveau, das Ihnen angenehm ist.

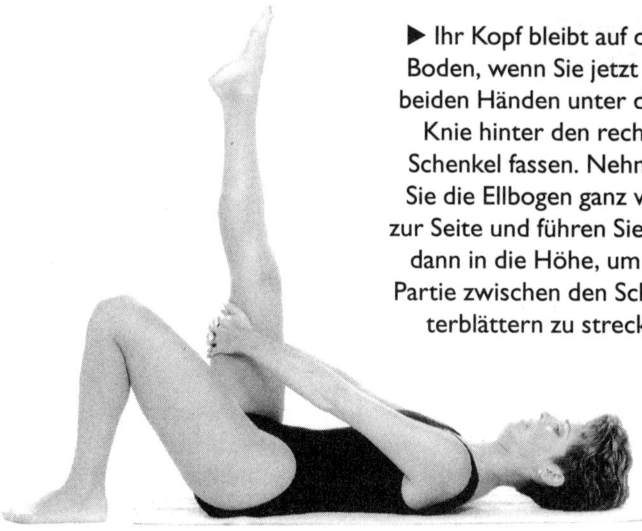

▶ Ihr Kopf bleibt auf dem Boden, wenn Sie jetzt mit beiden Händen unter dem Knie hinter den rechten Schenkel fassen. Nehmen Sie die Ellbogen ganz weit zur Seite und führen Sie sie dann in die Höhe, um die Partie zwischen den Schulterblättern zu strecken.

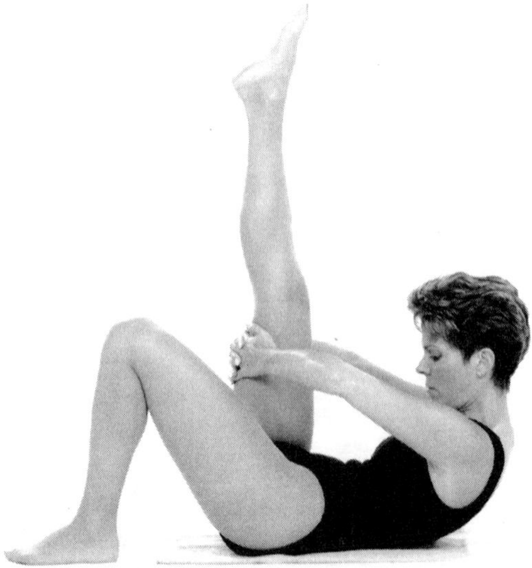

▶ Führen Sie nun dreifach verlangsamt erst den Kopf und dann die Schultern in einer runden Bewegung hoch: Nase und Schultern zeigen zur Brust. Zugleich nehmen Sie die Ellbogen noch weiter hoch nach außen, um den oberen Rücken zu strecken. Machen Sie Kopf und Schultern noch mehr rund: Aber die Rückenmitte bleibt auf dem Boden! Versuchen Sie, die Nase noch mehr zur Brust zu richten.

▶ Wenn Sie sich nicht mehr weiter rund machen können, strecken Sie das linke Bein handhoch gerade nach vorn. Fällt Ihnen das anfangs schwer, können Sie das linke Bein entweder auf dem Boden liegen lassen oder wieder anziehen.

Dann lassen Sie das rechte Bein los und strecken beide Arme mit den Handflächen nach unten in einer Höhe von 15-30 cm gerade vor. In dieser Position bewegen Sie sanft und dreifach verlangsamt den Oberkörper (nicht nur die Arme oder den Kopf und nicht den ganzen Körper!) um ein paar Millimeter vor und zurück. Ihr Körper schmilzt dabei locker in den Boden.

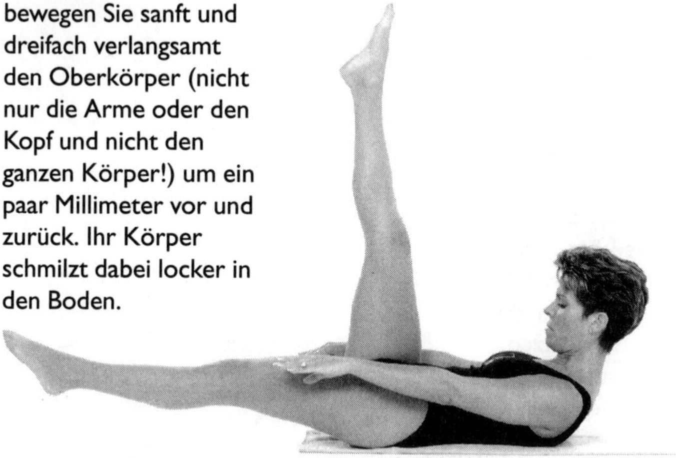

▶ Zum Abschluß der Übung beugen Sie dreifach verlangsamt zuerst das rechte Knie, dann das linke Knie, und setzen beide Füße auf den Boden. Danach rollen Sie Kopf und Schultern langsam und Wirbel für Wirbel zurück zu Boden.

▶ Die Übung auf der anderen Seite wiederholen.

Wiederholungen
auf beiden Seiten

▶▶ am Anfang 75 Impulse
▶▶ am Ende 100 Impulse

Wenn Sie eine Verschnaufpause brauchen:

Greifen Sie mit beiden Händen wieder hinter das gestreckte Bein mit den Ellbogen nach außen und runder Haltung, und atmen Sie ruhig und natürlich durch. Sie können auch das andere Knie beugen und den Fuß aufsetzen. Sobald Sie wieder fortfahren, müssen Sie das Bein ganz strecken und die Ellbogen hoch nach außen nehmen, ehe Sie die Hände lösen.

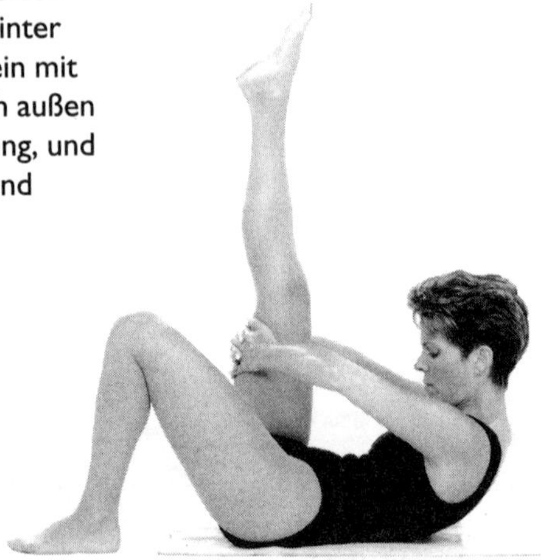

Oder Sie beugen die Knie nacheinander zur Brust, setzen beide Füße auf und rollen langsam Kopf und Schultern Wirbel für Wirbel zurück zu Boden. Dann müssen Sie die Übungsschritte wieder von vorn aufnehmen.

Wenn die Übung noch schwerfällt oder Sie einen Druck unten im Rücken spüren:

Beugen Sie das hochgestreckte Bein ein wenig oder senken Sie Kopf und Schultern ein wenig zurück – oder beides –, bis der Druck nachläßt.

Wenn die Übung schon leichtfällt:

Senken Sie das hochgestreckte Bein zentimeterweise tiefer. Je mehr Sie das gestreckte Bein senken, desto mehr bekommen die Bauchmuskeln zu tun – aber zu dieser intensiven Leistung müssen sie bereit sein.

Wenn Sie spüren, daß die Muskeln im Rücken beansprucht werden – ein Zeichen, daß die Bauchmuskeln zu der höheren Leistung noch nicht imstande sind –, heben Sie das Bein zentimeterweise wieder zur Decke, bis der Druck im Rücken verschwindet.

Hinweis: Wenn Sie die Hände vom gestreckten Bein lösen, werden Ihre Schultern automatisch ein wenig zurücksinken. Am Anfang ist das natürlich. Später, wenn die Muskeln kräftiger sind, können Sie Kopf und Schultern unverändert rund halten. Je stärker die Bauchmuskeln, desto größer die Aufrundung von Kopf und Schultern.

MERKE

- Während Sie die Position aufbauen, sollen die Ellbogen so weit und so hoch wie möglich zur Seite zeigen.
- Ziehen Sie in der Ausgangsposition das Bein nicht zum Gesicht hin: Es muß sich immer zur Decke richten. Später können Sie es stückchenweise zu Boden senken.
- Halten Sie den Rücken ganz entspannt und frei von Belastung. Wie weit Sie den Rücken oben runden können, hängt nur von der Streckung seiner Muskeln und der Kraft Ihrer Bauchmuskulatur ab.
- Vermeiden Sie, mit den Schultern zurückzusinken – Sie werden es am Anfang versuchen. Immer rund halten: Dann arbeitet die Bauchmuskulatur tiefer und Sie sehen früher Resultate.
- Halten Sie den ganzen Körper so locker wie eine Stoffpuppe.
- Blockieren Sie die Knie nicht.
- Spannen Sie weder die Beine noch die Bauchmuskeln oder den Nacken an.
- Straffen Sie den Po nicht.
- Richten Sie den Blick niemals zur Decke, sonst strengen Sie den Nacken an. Die Nase zeigt immer zur Brust.
- Machen Sie eine Pause, sobald Ihnen danach ist.

Wenn Sie vom Boden aufstehen, dann tun Sie es bitte immer so, wie auf Seite 49 gezeigt.

Hebungen mit beiden Beinen

Flach, flacher am flachsten!

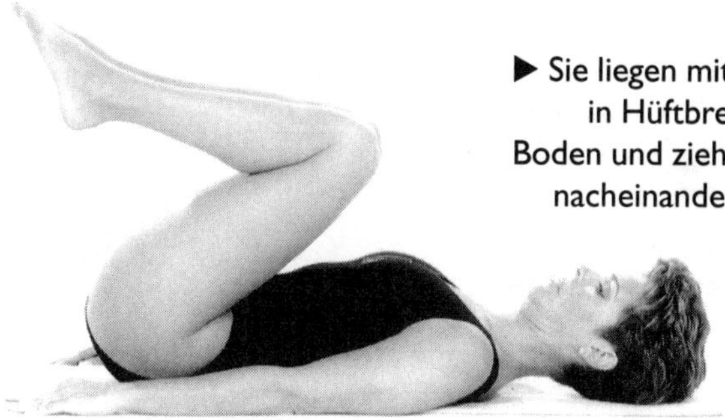

▶ Sie liegen mit den Füßen in Hüftbreite auf dem Boden und ziehen die Knie nacheinander zur Brust.

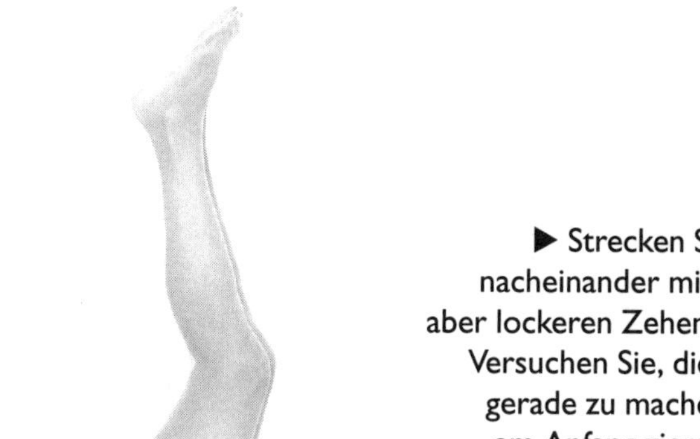

▶ Strecken Sie die Beine nacheinander mit gespitzten, aber lockeren Zehen zur Decke. Versuchen Sie, die Beine ganz gerade zu machen – das fällt am Anfang ziemlich schwer.

▶ Fassen Sie mit beiden Händen außen um die Schenkel und richten Sie die Ellbogen soweit und hoch wie nur möglich zur Seite. Runden Sie sanft Kopf und Schultern vom Boden empor und richten Sie die Nase und Schultern zur Brust hin. Zugleich nehmen Sie die Ellbogen noch mehr hoch nach außen.

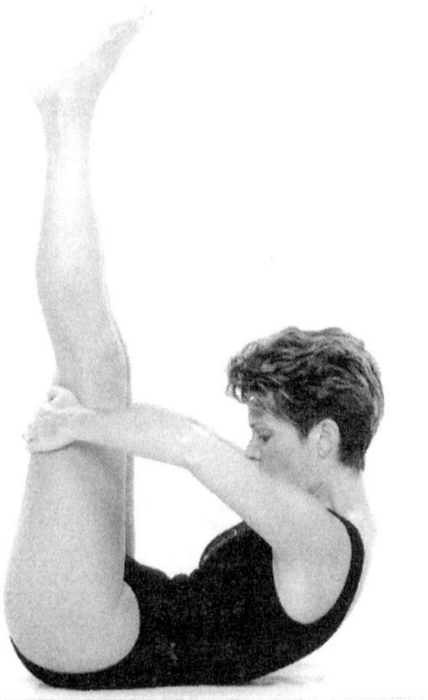

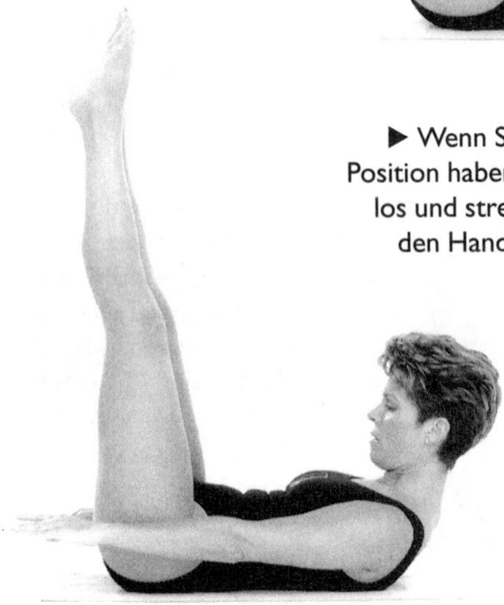

▶ Wenn Sie eine richtige runde Position haben, lassen Sie die Beine los und strecken beide Arme mit den Handflächen nach unten in einer Höhe von 15-30 cm gerade vor. In dieser Position bewegen Sie den Oberkörper in Impulsen von wenigen Millimetern sanft vor und zurück.

▶ Beim Abschluß der Übung beugen Sie dreifach verlangsamt nacheinander die Knie und setzen die Füße auf den Boden. Dann rollen Sie langsam Kopf und Schultern Wirbel für Wirbel völlig entspannt zurück.

Wiederholungen

▶▶ am Anfang 50 Impulse
▶▶ am Ende 75 Impulse

Wenn Sie eine Atempause machen:

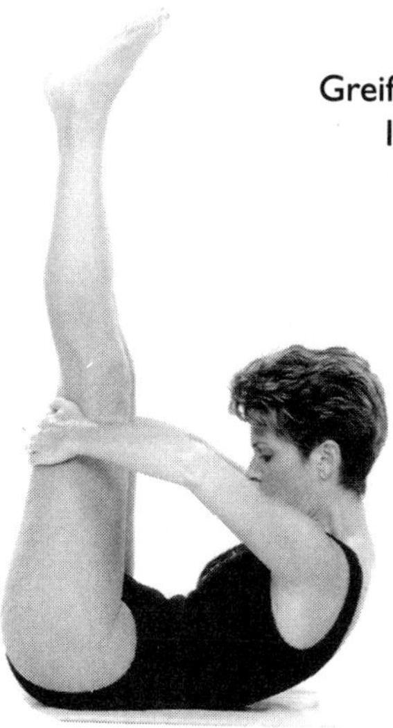

Greifen Sie mit beiden Händen hinter Ihre Schenkel, aber halten Sie die runde Position und die Ellbogen nach außen, und atmen Sie tief und natürlich. Oder Sie ziehen beide Knie zur Brust und rollen Kopf und Schultern zurück zu Boden. Bei der Fortführung müssen Sie darauf achten, wieder genau in Position zu kommen: Ellbogen nach außen, Nase zur Brust usw.

Hinweis: Am Anfang kann man mit leicht gebeugten Knien üben. Sie bekommen später Kraft genug, die Beine ganz zu strecken und Kopf und Schultern noch mehr zu runden.

MERKE

- Nehmen Sie beim Übergang zur Startposition die Ellbogen ganz weit und hoch zur Seite.
- Runden Sie Kopf und Schultern so weit und hoch wie möglich mit der Nase zur Brust.
- Entspannen Sie den ganzen Körper, besonders Beine und Nacken.
- Spannen Sie Po- und Bauchmuskeln nicht an.
- Konzentrieren Sie sich darauf, den Rücken unten flach in den Boden sinken zu lassen.
- Pausieren Sie, sobald es nötig ist.

Vor der nächsten Übung müssen Sie vielleicht aufstehen, um sich ein stabiles Möbel zur Stütze zu holen. Lesen Sie dann gleich noch einmal auf Seite 49 nach, wie man aufsteht, ohne den Rücken zu belasten.

PO, HÜFTEN UND AUSSENSCHENKEL

Die beiden nächsten Übungen

- formen den Po: ein »praller Pfirsich« statt einer »hängenden Birne«
- runden und heben die Pobacken
- geben wieder feste Formen
- vertreiben das Wabbelpolster
- reduzieren die Satteltaschen – am Ende verschwinden sie
- straffen die Armmuskulatur

Diese Übungen wirken den Folgen der Schwerkraft entgegen, die an Ihrem Hinterteil zerrt und es im Laufe der Jahre zum Hängen bringt. Sie arbeiten nicht nur die Gesäßmuskeln durch, die den Po straff machen und anziehen, so daß er diese wunderbare Pfirsichform bekommt. Sie festigen auch die Muskeln außen an den Schenkeln und werden die häßlichen, schlaffen Polster für immer los: So schlagen Sie zwei Fliegen mit einer Klappe!

Sobald sich infolge der Übungen der Po straff anzieht, werden Sie zu beiden Seiten des Gesäßes ein paar Zentimeter unter der Taille einen Fleischwulst entdecken. Regen Sie sich nicht darüber auf: Es ist das Zeichen, daß Ihre Pomuskeln stramm werden und beginnen, die Haut der Außenschenkel anzuziehen. Wenn Sie mit dem Üben fortfahren, werden die Muskeln noch stärker und heben sich binnen kurzem mitsamt der Haut: Die ganze Partie wird geglättet und Sie bekommen einen schönen runden Kinderpopo!

Im Anfangsstadium spüren Sie bei diesen Übungen die Hüfte des Arbeitsbeines sehr stark. Sollte es schmerzhaft werden, wechseln Sie einfach die Seiten und setzen die Übungszahl mit diesem Bein später fort. Sie empfinden die Hüfte so stark, weil Sie die Gelenke erstmals auf eine Weise beanspruchen, die diese lange nicht oder nie gewohnt waren. Gelenke werden geschwächt, wenn man sie nicht benutzt und sie in ihrer Funktion nicht einsetzt. Sie rosten sozusagen ein und müssen geschmiert werden. Bei Callanetics arbeiten Sie mit den Gelenken so, wie die Natur sich das gedacht hat. Und das anfängliche Unbehagen wird rasch verschwinden, wenn die Muskeln kräftiger werden.

FRÜHPROGRAMM

Hochstreckung sitzend

Für einen schönen Rücken!

▶ Sie sitzen vor Ihrer Stütze auf dem linken Po: Vielleicht polstern Sie ihn mit einem Tuch ein wenig ab. Legen Sie Ihr linkes Bein mit gebeugtem Knie nah außen und der Ferse in 20–25 cm Abstand von der Körpermitte vor sich auf den Boden. Ihr rechtes Bein wird mit gebeugtem Knie in Höhe der rechten Hüfte zur Seite gestreckt, so daß die locker gespitzten Zehen nach hinten zeigen. Die Hüften sollen parallel zur Stütze stehen.

▶ Legen Sie die linke Hand auf die Stütze. Ihre rechte Hüfte bleibt parallel zur Stütze, wenn Sie jetzt die rechte Hand darauf (nicht aufs Bein!) legen und diese Hüfte so weit es geht nach vorn rollen. Das geht ein Stück weiter, als Sie glauben!

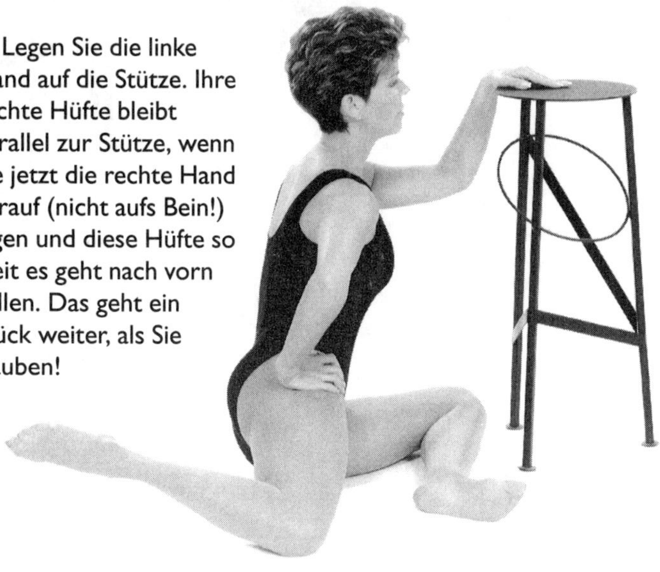

Ihr Rumpf wendet sich dabei automatisch nach links, und der rechte Fuß löst sich vom Boden. Wenn nicht, helfen Sie mit der rechten Hand nach.

▶ Legen Sie auch die rechte Hand auf die Stütze, und heben Sie das rechte Knie nicht mehr als 5 cm an. Halten Sie die Hüfte vorwärts gerollt und den Körper möglichst aufrecht und locker. In einem dreifach verlangsamten Impuls bewegen Sie nun das rechte Knie um Millimeter zurück und vor, immer in Linie der Hüfte. Versuchen Sie zu entspannen, auch wenn Sie sich gewaltig festhalten müssen.

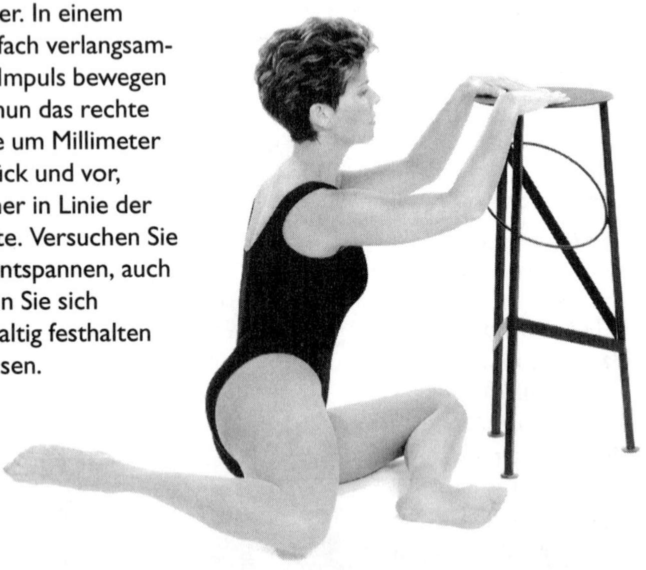

▶ Die Übung auf der anderen Seite wiederholen.

Wiederholungen
auf beiden Seiten

▶▶ am Anfang 75 Impulse
▶▶ am Ende 100 Impulse

Hinweis: Am Anfang wird es Ihnen fast unmöglich erscheinen, das Knie anzuheben und gar noch in Impulsen zu bewegen. Wenn Sie nur fünf schaffen, machen Sie eben eine Pause. Sie werden verblüfft sein, wie bald Ihnen mehr Impulse gelingen. Binnen kurzem kräftigen sich die Muskeln ungeheuer, und Sie können die Hüfte so weit vorrollen, daß Ihr Knie ganz knapp über den Boden fegt. Sie brauchen dann auch nicht mehr die Hand zu Hilfe nehmen, die Übung wird federleicht.

Wenn die Übung noch schwerfällt:

Sie können sich zur Gegenseite lehnen, um das Knie ein wenig anzuheben. Sie können auch die Hand als Stütze auf den Boden legen oder das beanspruchte Knie etwas nach vorn nehmen. Sie dürfen aber den Rumpf nicht vorbeugen oder den Bauch herausstrecken, sonst ziehen Sie den Rücken ein und setzen ihn unter Druck. Doch Ihre Muskeln werden ohnehin schnell kräftiger und dann halten Sie mit Leichtigkeit das Knie in Hüftlinie, den Körper aufrecht und 100 Impulse durch!

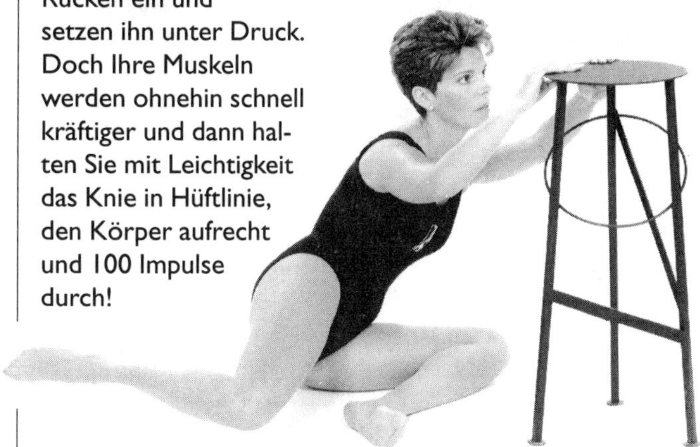

Wenn es Ihnen zuviel wird, Ihr Körper sich verspannt oder die Hüfte sich meldet:

Machen Sie eine Pause, dann rollen Sie die Hüfte wieder vor. Sie können auch die Seite wechseln. Aber absolvieren Sie immer die gleiche Zahl auf beiden Seiten, sonst bekommen Sie einen schiefen Popo.

Wenn Sie einen Druck unten im Rücken verspüren:

Sie haben fünf Möglichkeiten: Sie können den Rücken oben rund machen, sich mit gestrecktem Rücken etwas zur Gegenseite lehnen, auf der Gegenseite den Körper mit der Hand abstützen oder das arbeitende Knie ein wenig nach vorn nehmen. Und wenn gar nichts hilft, straffen Sie den Po und kippen Sie das Becken.

Wenn Sie eine intensivere Version wollen:

Senken Sie ein wenig den Fuß und richten Sie die Kniescheibe zur Decke – die Hüfte darf sich jedoch nicht nach hinten drehen. Zusätzlich können Sie dann Knie und Fuß noch anheben.

Wenn die Übung zu leicht wird:

Setzen Sie sich noch mehr aufrecht. Sie können auch die Stütze erhöhen und die Hände höher auflegen. Das Ziel ist, am Ende ganz aufrecht zu sitzen und die Übung mit freien Händen ohne Stütze auszuführen.

Hinweis: Je weiter Sie die Hüfte nach vorn rollen, desto besser werden die Pomuskeln durchgearbeitet. Wenn Sie ein Hohlkreuz haben, müssen Sie den Rücken oben sehr rund halten. Wölbt sich beim Vorrollen der Hüfte der Rücken ein und empfinden Sie unten Druck, dann lehnen Sie den Rumpf leicht zur Gegenseite: das streckt das Rückgrat besser und nimmt den Druck.

MERKE

- Ziehen Sie den Rücken nicht ein.
- Drücken Sie den Bauch nicht vor, wenn die Hüfte vorrollt: Sie ziehen sonst den Rücken ein.
- Entspannen Sie die Beine – nicht verkrampfen.
- Ziehen Sie die Schultern nicht hoch!
- Ihre Impulsbewegungen sind kaum wahrnehmbar.
- Der Fuß darf nicht zu Boden gehen, das Knie nicht nach vorn. Machen Sie besser eine Pause.
- Wenn die Hüfte vorrollt, darf es der Rumpf nicht, sonst entsteht Druck im Rücken. Halten Sie den Körper immer aufrecht, auch wenn Sie sich zur Gegenseite lehnen.
- Das arbeitende Knie darf nur Millimeter hinter die Hüftlinie kommen.
- Halten Sie die Hüften gerade.
- Gehen Sie nur nach Ihrem Tempo vor. Entspannen Sie den Rücken. Und machen Sie Atempausen.

Seitstreckung sitzend

Für einen straffen Po!

▶ Sie starten in derselben Position wie zuvor: das linke Bein liegt gebeugt vor Ihrem Körper. Strecken Sie das rechte Bein genau in Linie der Hüfte mit den Spitzen zur Seite. Legen Sie die linke Hand auf die Stütze und die rechte Hand auf die rechte Hüfte. Rollen Sie sie mit dem Bein so nach vorn, daß sich die Fußzehen in den Boden bohren.

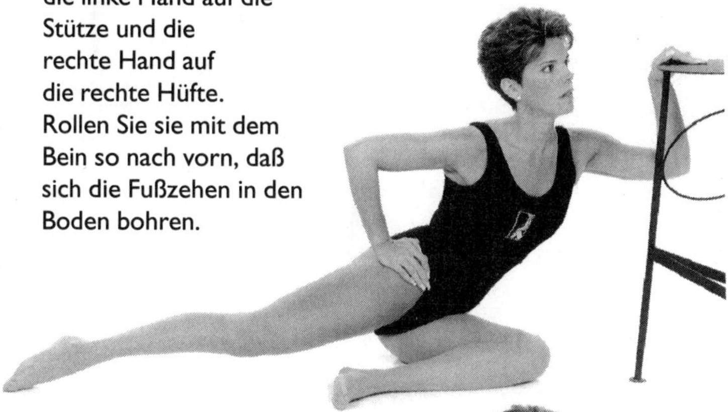

▶ Legen Sie nun auch die rechte Hand auf die Stütze und ziehen Sie das rechte Bein zum Körper hin. Den Rumpf dürfen Sie dabei nach links neigen.

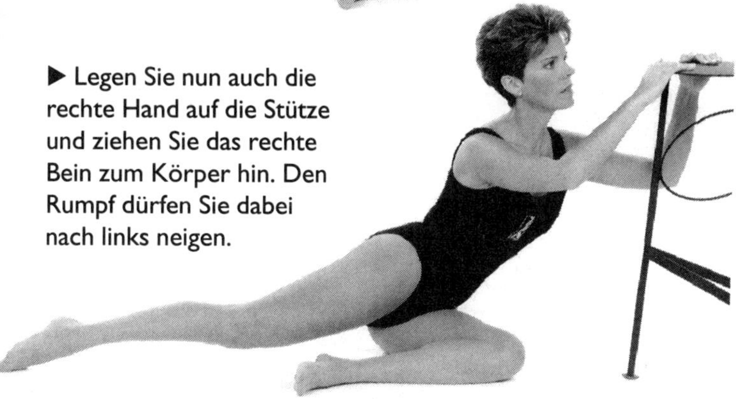

▶ Jetzt heben Sie den rechten Fuß ungefähr 5 cm an und bewegen ihn in sanften Impulsen um Millimeter auf und ab. (Strecken Sie das Bein dabei nicht nach hinten, das ist für die Muskeln noch eine zu große Belastung.)

▶ Die Übung auf der anderen Seite wiederholen.

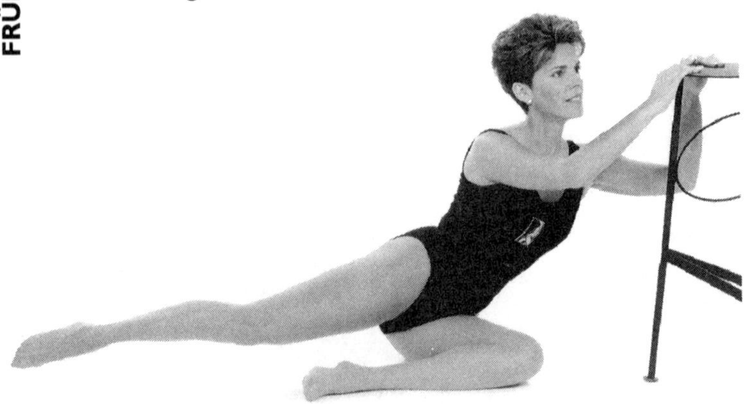

Beachten Sie, wie wenig der Fuß angehoben wird. Die Bewegung kann so gering bleiben, weil die Hüfte so weit vorgerollt ist.

Wiederholungen
auf beiden Seiten

▶▶ am Anfang 75 Impulse
▶▶ am Ende 100 Impulse

Hinweis: Nina sitzt hier nicht direkt vor der Stütze. Wir haben den Hocker etwas verdreht, damit Sie die Übung besser erkennen können.

Wenn die Übung anfangs schwerfällt:

Nehmen Sie das gestreckte Bein ein paar Zentimeter weiter nach vorn oder beugen Sie das Knie ein wenig. Sie können sich auch etwas zur Gegenseite lehnen oder mit der Hand dort abstützen. Und machen Sie Verschnaufpausen.

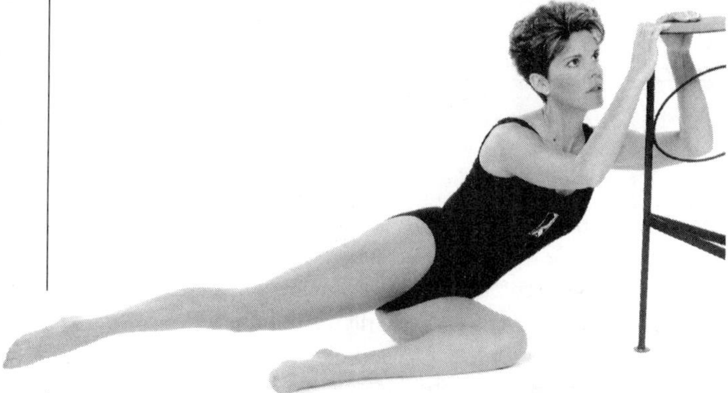

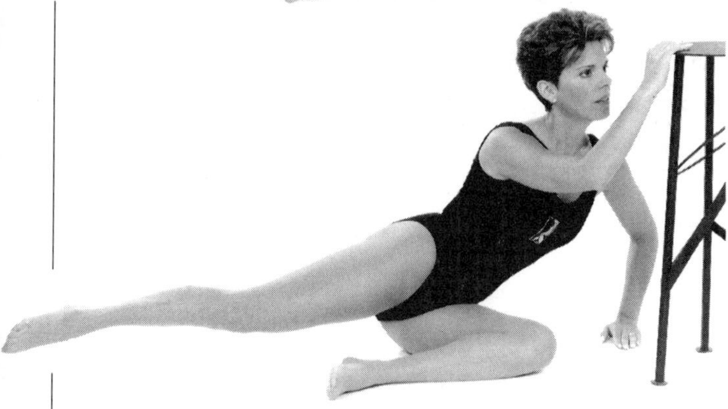

Wenn die Übung schon ganz leicht wird:

Nehmen Sie das gestreckte Bein etwas mehr nach hinten aber ohne die Hüfte nach hinten zu drehen! Oder Sie setzen sich aufrechter hin und rollen die Hüfte weiter vor: Dadurch arbeiten die Pomuskeln intensiver.

Wenn Sie einen Druck im Rücken verspüren:

Machen Sie den Rücken oben besser rund, oder lehnen Sie sich so weit wie nötig zur Gegenseite, halten dabei aber den Rücken gerade. Sie können den Körper auch seitlich mit der Hand abstützen. Wenn nichts hilft, straffen Sie den Po und kippen das Becken. Wenn Sie ein Hohlkreuz haben, müssen Sie den Rücken oben ganz rund machen, damit er sich unten nicht einziehen kann. Wenn das nicht hilft, rollen Sie das Becken weiter ein.

MERKE

- Beim Vorrollen der Hüfte oder wenn Sie sich zur Gegenseite lehnen, muß der Rumpf ganz aufrecht bleiben, sonst entsteht ein Druck auf den Rücken.
- Heben Sie das Bein immer vom Fuß her, nie aus der Hüfte. Sie muß auch bei den winzigen Impulsen völlig ruhig bleiben.
- Halten Sie das ausgestreckte Bein ganz gerade – nicht das Knie blockieren.
- Halten Sie die Hüften gerade.
- Die vorgerollte Hüfte darf nicht zurückweichen.
- Der ausgestreckte Fuß darf nicht den Boden berühren. Wenn er zu schwer wird, machen Sie eine Pause.
- Ziehen Sie niemals den Rücken ein.
- Lockern Sie den Nacken!
- Ziehen Sie die Schultern nicht hoch.
- Entspannen Sie den ganzen Körper, besonders die Schultern.
- Arbeiten Sie ganz ruhig nach Ihrem Tempo, und legen Sie Pausen ein.

Hinweis: Wenn Sie die perfekte Position erreichen, werden Sie Ihren Fuß höchstens 2 cm anheben können! Gelingt Ihnen auch das nicht, dürfen Sie sich ein wenig zur Gegenseite lehnen, um das Bein höher zu heben – aber nie mehr als 8 cm! Andernfalls könnten Sie aus Ermüdung unbeabsichtigt das Bein mit dem Knie zur Decke drehen, und dann beginnen die Muskeln des Vorderschenkels zu arbeiten statt die des Pos.

DER GANZE KÖRPER

Open and Close

Für mehr Kraft, Energie und Vitalität!

Hinweis: Machen Sie diese Übungen nicht in den ersten drei Monaten der Schwangerschaft!

Diese Übung baut in Ihrem Körper ungeheure Kräfte auf. Sie wirkt sehr rasch, weil mehrere Muskelgruppen eingesetzt werden – von der Brust, dem oberen Rücken und den Armen über den Bauch bis zu den Beinen und Schenkeln. Am Anfang werden Sie bei jeder Bewegung die Beine weniger heben können. Ihre Ausführung ist dennoch völlig korrekt. Mit der Zeit gibt sich das. Ich kenne Leute, die noch in den Siebzigern mühelos und ohne Pause die Beine in 50 Wiederholungen enorm hoch bringen!

Aber wie so oft bei Callanetics muß auch diese Übung behutsam und mit Respekt angegangen werden.

Die meisten Menschen mit Rückenproblemen haben rasch herausgefunden, daß ihnen Open and Close großartig hilft, wenn sie ihre Grenzen erkennen und die Übung nicht forcieren. Sie haben aufgehört, wenn sie eine Anstrengung des unteren Rückens spürten, und nur so viel getan, wie ihnen zu diesem Zeitpunkt zuträglich war.

Auch wenn diese Übung im Grunde eine Beinübung ist, verlangt sie zugleich einen erheblichen Einsatz der Bauchmuskulatur. Deshalb überträgt sich die Anstrengung unvermeidlich auf den unteren Rücken, solange Ihre Unterleibsmuskeln noch nicht kräftig genug sind: Und das soll nicht sein! Bauen Sie also Ihre Kräfte allmählich auf, und Sie werden bald mit Vergnügen feststellen, daß sich mit dem ganzen Körper auch Ihre Bauchmuskeln stärken.

Beginnen Sie diese Übung völlig entspannt. Wenn Sie an Ischias leiden, halten Sie die Knie dabei immer ein wenig gebeugt.

Hinweis: Als Stütze können Sie ein solides Möbel verwenden, zum Beispiel eine Sofalehne oder einen schweren Sessel. Am Anfang werden Sie sich ganz gewaltig daran festklammern: Vergewissern Sie sich also zuvor, daß das Stück Ihr Gewicht aushält. Und legen Sie sich als Polster eine Decke oder Matte unter.

Am Anfang werden Sie bei Open and Close wohl mit den Beinen über den Boden fegen, so wie es Nina hier demonstriert. Das macht nichts. Wenn Ihre Beine erst kräftiger werden, können auch Sie sie anheben, und es geht federleicht.

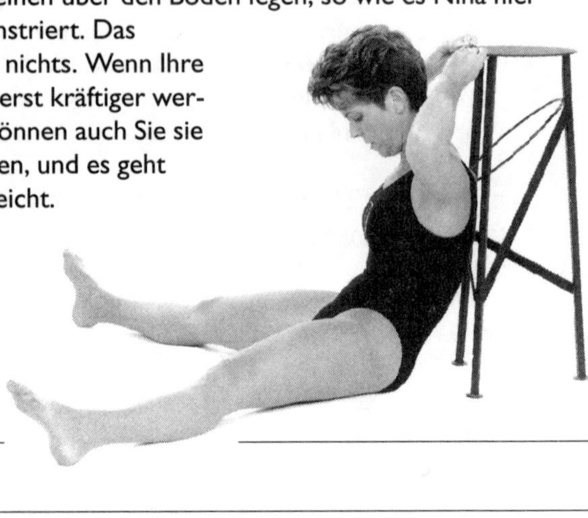

▶ Sie sitzen auf dem Boden mit dem Rücken an der Stütze und halten sich über dem Kopf daran fest. Ziehen Sie die Beine an und führen Sie die Knie zur Brust. Die Zehen spitzen. Rutschen Sie mit dem Po 10 cm vor, damit Sie nicht auf dem Steißbein sitzen; das nimmt den Druck aus dem Rücken. (Wenn Sie Backe für Backe vorrutschen, sollten Sie zugleich das Schambein zum Nabel hin kippen: Das ist so ähnlich wie die Beckenwelle, doch Sie brauchen den Po nicht zu straffen.) Lassen Sie sanft Ihr Kinn sinken. Das streckt die Wirbelsäule noch mehr.

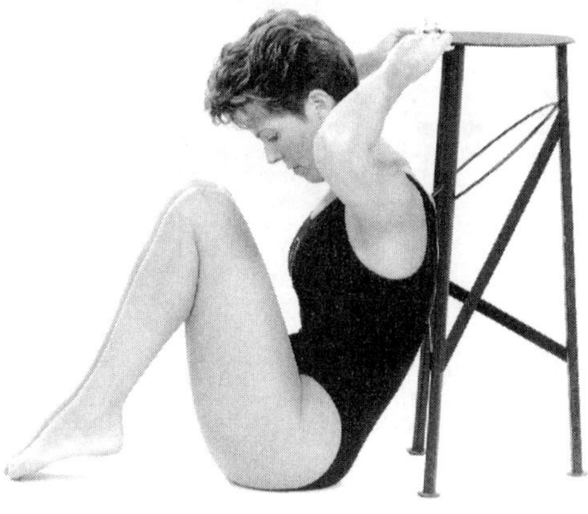

▶ Fassen Sie die Stütze fest mit den Händen und entspannen Sie Schultern und Nacken. Strecken Sie langsam die Beine gerade aus, ohne die Knie zu blockieren, und heben Sie sie so hoch es geht mit den Zehen in Richtung Decke. Sie sitzen jetzt da wie ein Klappmesser. (Wenn Sie die Beine anfangs nicht hoch bringen, strecken Sie sie einfach auf dem Boden aus.) In einer dreifach verlangsamten Bewegung öffnen Sie nun die Beine so weit Sie können und schließen dann wieder die Schere.

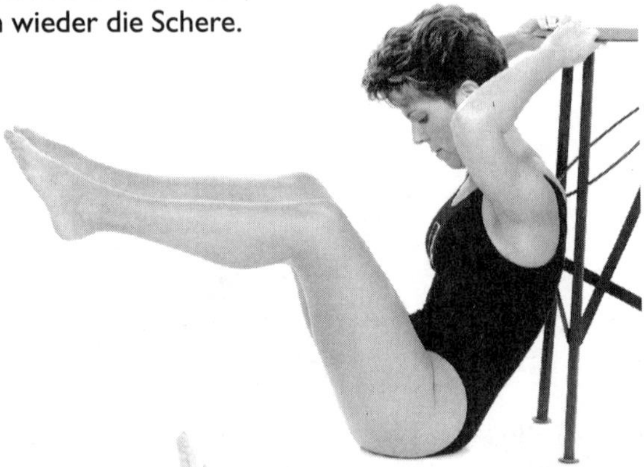

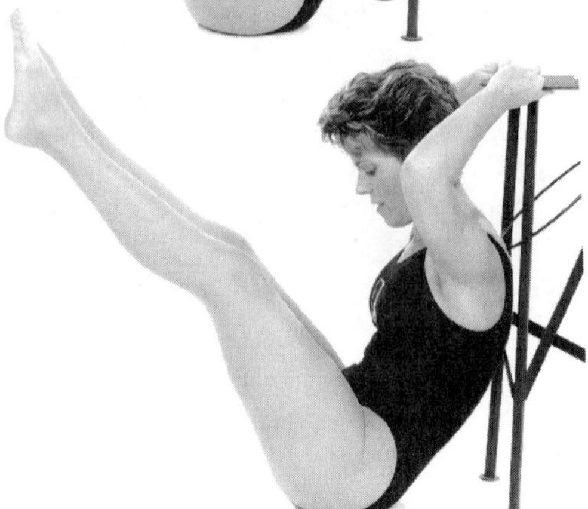

▶ Zum Schluß der Übung schließen Sie die Beine, beugen die Knie, ziehen sie nah zur Brust und senken die Beine langsam zu Boden.

Wiederholungen

▶▶ am Anfang 2 x 5 Scheren
▶▶ am Ende 4 x 5 Scheren

Wenn Sie keine Kraft mehr haben oder der Rücken belastet wird:

Senken Sie die Beine einige Zentimeter tiefer oder beugen Sie die Knie etwas. Oder Sie legen eine Pause ein. Wenn Sie dann unten im Rücken immer noch Druck verspüren, hören Sie auf und machen die nächste Übung. Kehren Sie zu Open and Close erst zurück, wenn Sie durch die anderen Übungen genügend Kraft in Bauch- und Beinmuskeln aufgebaut haben.

Wenn diese Übung zu leicht wird:

Rücken Sie mit dem Po näher an die Stütze – dann wird es viel schwerer, die Beine zu heben. Je höher Sie die Beine bringen können, desto größer wird die Herausforderung. Es erfordert enorme Kraft, die Beine ohne Anstrengung zu heben. Wenn Sie so weit sind, brauchen Sie sich nur noch zur Balance mit einem Finger an der Stütze zu halten, und Ihre Beine werden federleicht.

MERKE

- Prüfen Sie vor dem Start, ob die Stütze Ihr Gewicht aushält – denn Sie werden sich gewaltig daran festklammern.
- Geizen Sie nicht mit Atempausen, übernehmen Sie sich nicht. Steigern Sie sich nur allmählich von zwei auf vier Sätze (mit je fünf Scheren): Ihre Muskeln geben den Ton an!
- Entspannen Sie die Beine, besonders die Knie. Am Ende fühlen Sie sich leicht wie Federn.
- Auch wenn die Zehen gespitzt sind, bleiben die Füße entspannt.
- Zwingen Sie die Beine nicht weiter auseinander, als Sie wollen!
- Das Kinn bleibt gesenkt.
- Denken Sie immer daran: Open and Close muß mit Respekt und Behutsamkeit vollzogen werden.

STRETCHING

Kniedehnung sitzend

Diese Übung

- streckt den Nacken, die Wirbelsäule, die Partie zwischen den Schulterblättern, die Innenschenkel, die Beine hinten und besonders die Kniesehnen
- stärkt die Brustmuskeln

Hinweis: Wenn Sie Ischiasbeschwerden haben, müssen Sie die Knie immer gebeugt halten.

▶ Sie sitzen mit aufrechten Schultern mit geschlossenen Beinen und locker gespitzten Zehen auf dem Boden. Legen Sie die Hände auf die Schenkel, und nehmen Sie die Ellbogen ganz weit zur Seite, um die Schulterpartie zu strecken. Recken Sie den

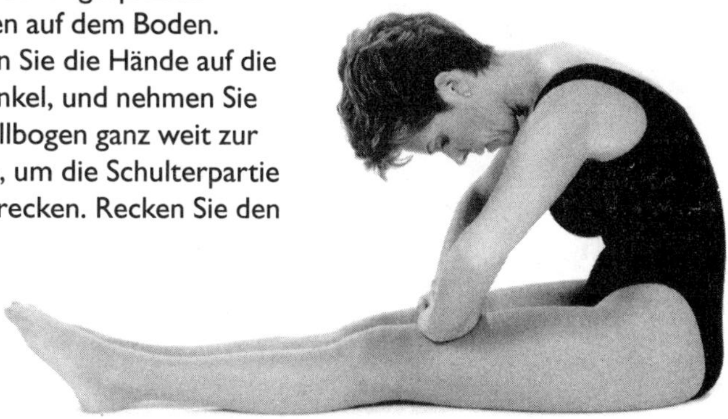

Körper in die Höhe. Jetzt machen Sie sehr sacht Kopf und Schultern rund – wie bei einem Katzenbuckel – und richten Nase und Schultern zum Beinansatz hin. Bewegen Sie bei eingerolltem Oberkörper die Hände die Beine hinab, bis Kopf und Schulter völlig rund sind: Vielleicht kommen Sie mit dem Kopf bis auf die Beine. Entspannen Sie den ganzen Körper, lassen Sie ihn mit dem Boden verschmelzen, und spüren Sie der wunderbaren Streckung unten im Rücken und in den Kniesehnen nach. Dann bewegen Sie den Oberkörper in Millimeterimpulsen auf und ab, die Ellbogen locker zu den Seiten gerichtet.

▶ Um die Streckung zu lösen, wandern Sie mit den Händen langsam stückchenweise die Beine hinauf und runden den Oberkörper Wirbel für Wirbel sanft wieder zum aufrechten Sitz auf. Zuletzt nehmen Sie sacht den Kopf hoch.

Wiederholungen

▶▶ 50 Impulse

Wenn Sie noch wenig gestreckt sind und diese Übung zu schwierig ist, oder wenn Sie einen Druck unten im Rücken spüren:

Nehmen Sie den Rumpf nicht so weit nach vorn, und beugen Sie die Knie ein wenig.

Es ist nicht schlimm, wenn Sie die Beine anfangs nicht ganz strecken können – dann halten Sie sie ein bißchen gebeugt – wie Nina hier. Später geht das mit Leichtigkeit.

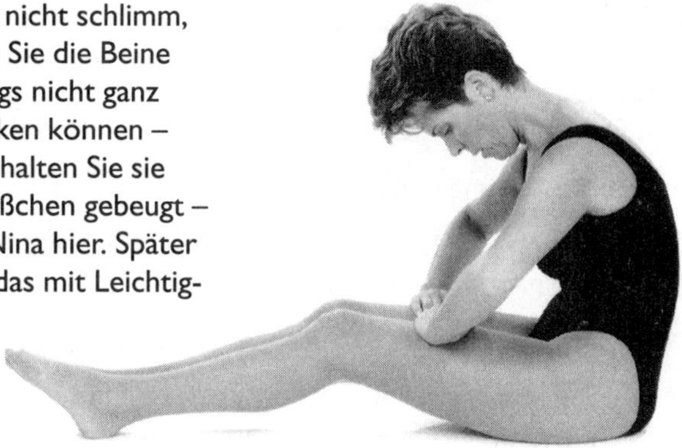

Für mehr Stretching:

Führen Sie die Hände noch weiter die Beine hinab, und runden Sie den Oberkörper, bis der Kopf auf den Beinen ruht. Sie können auch die Hände an den Seiten auflegen und in dieser Position noch die Füße beugen – das streckt die Waden. Die Position ist so entspannend, daß sie auf manche wie ein Nickerchen wirkt!

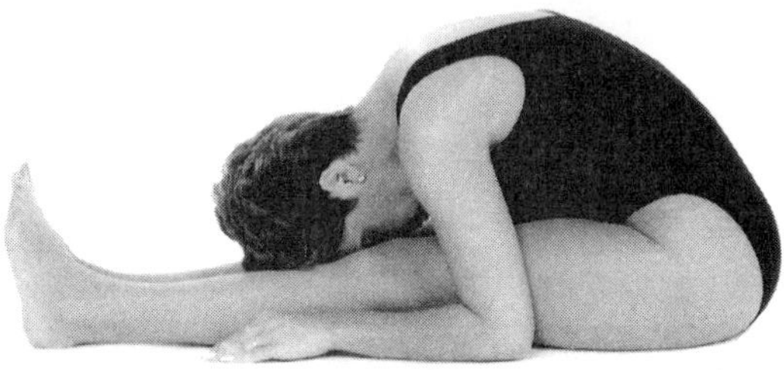

MERKE

- Der Oberkörper muß beim Vorneigen rund sein, nicht aufrecht – sonst entsteht ein Druck auf den Rücken.
- Halten Sie Beine und besonders die Knie locker.
- Entspannen Sie Nacken und Schultern – sie schmelzen mit dem ganzen Körper zu Boden.
- Zwingen Sie den Körper nicht nach unten!
- Wippen und rucken Sie bei den kleinen Impulsen nicht – schon gar nicht aus dem Nacken.
- Genießen Sie die Streckung des unteren Rückens!

VORDERSCHENKEL

Schenkelstraffung vorn

Für straffe, schlanke Beine!

Diese Übung

- streckt die Schenkel vorn, Wirbelsäule, Nacken und Brustmuskeln
- kräftigt den Po, die Innenschenkel und den Bauch.

Als ich mit dieser Übung begann, spürte ich einen unglaublichen Druck auf den Knien. Da meine Kniebeschwerden schon eine lange Geschichte hatten, war ich sehr beunruhigt: Das könnte vielleicht noch schlimmer werden! Weil ich aber eine Operation vermeiden wollte, war ich bereit, jede Menge Schmerzen hinzunehmen, weil ich glaubte, daß mir die Übung Erleichterung verschaffte. Darum fuhr ich mit dieser Übung fort, und meine Probleme besserten sich gewaltig: Meine Knie mußten nicht unters Messer. Inzwischen haben viele die gleiche Erfahrung gemacht. Wenn auch Sie bei dieser Streckung am Anfang ein ungutes Gefühl haben und dennoch fortfahren, werden Sie wie viele andere merken, daß der Druck auf die Knie schließlich verschwindet. Sie können die Übung aber auch zunächst zurückstellen und erst damit beginnen, wenn Ihr Körper durch die anderen Übungen schon etwas kräftiger geworden ist.

▶ Sie sitzen mit geschlossenen Knien und entspannten Füßen auf den Fersen; vielleicht legen Sie ein Polster unter Ihre Beine. Entspannen Sie die Schultern, lehnen Sie sich zurück und legen Sie die Hände hinter dem Rücken gerade auf den Boden. Lassen Sie das Gewicht auf den Fersen, und entspannen Sie den Nacken. Dann straffen Sie den Po und kippen das Becken hoch – und noch etwas mehr einrollen.

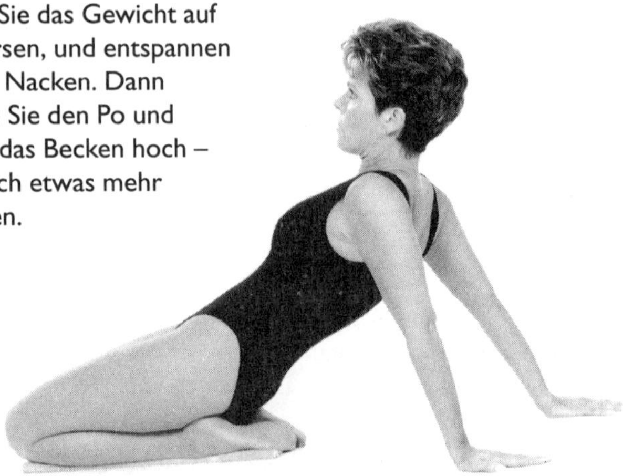

▶ Jetzt heben Sie den Po 2 cm von den Fersen ab.

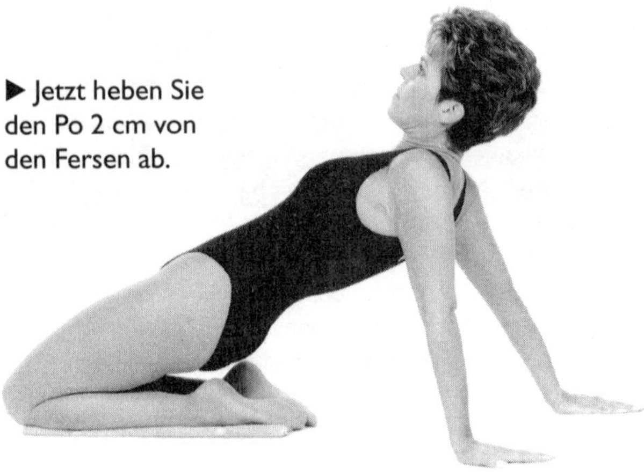

▶ Rollen Sie Ihr Becken noch weiter zum Nabel ein, und bewegen Sie das Becken dreifach verlangsamt in sanften Millimeterimpulsen auf und ab.

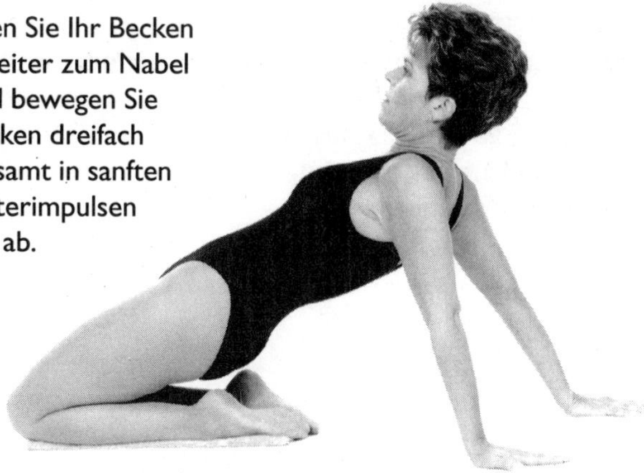

▶ Nach den Wiederholungen entspannen Sie den Po und gehen sacht wieder in die Startposition auf den Fersen sitzend zurück. Danach den ganzen Körper entspannen.

Hinweis: Wenn Sie mehr Kräfte entwickeln, werden Sie das Becken noch höher kippen und gleichzeitig den ganzen Körper entspannen können. Auf dem Foto oben ist Ninas Becken noch höher gekippt als auf dem unten links; weil die Bewegung so fein und winzig ist, kann man sie mit dem bloßen Auge kaum wahrnehmen. Wenn Sie es auch kaum sehen können, werden Sie den Unterschied fühlen, sobald Sie erst so hoch kommen!

Wiederholungen

▶▶ am Anfang 10 Impulse
▶▶ am Ende 20 Impulse

Wenn die Übung am Anfang zu schwer ist:

Sie können Ihre Hände auch weiterhin seitlich plazieren: und es erleichtert den Anfang, wenn Sie die Knie etwas auseinander nehmen.

MERKE

- Halten Sie die Knie zusammen und entspannen Sie die Schultern.
- Halten Sie den Rücken gerade und ziehen Sie das Kreuz nicht ein.
- Spannen Sie den Nacken nicht.
- Bewegen Sie den Kopf nicht auf und ab!
- Halten Sie die Arme gerade, aber locker. Geben Sie nicht zu viel Druck auf die Hände und blockieren Sie die Ellbogen nicht.
- Verkrampfen Sie nicht mit dem Körper.
- Je höher Sie das Becken zum Nabel hin einrollen können, um so besser strecken sich die Muskeln in den Vorderschenkeln und geben ihnen ein schlankes, geschmeidiges und straffes Aussehen.

INNENSCHENKEL

Schenkeldruck innen

Für glatte Innenschenkel!

Diese Übung

- strafft die Innenseite der Schenkel
- streckt die Wirbelsäule
- stärkt die Muskeln in Po, Lenden, Waden und Füßen

Für diese Übung brauchen Sie ein stabiles Möbel, das Sie mit den Füßen zusammenpressen können – einen Hocker oder Sessel, Tischbeine oder auch einen Aktenschrank. Es soll so breit sein, daß die Übung für Sie angenehm ist. Nur zerbrechlich darf das Möbelstück nicht sein. Sie werden noch staunen, wieviel Kraft Ihre Innenschenkel bei dieser Kontraktion entwickeln!

▶ Sie sitzen vor den Stuhlbeinen mit aufrechtem Rücken und legen Ihre Hände neben dem Körper auf. Beugen Sie die Knie und legen Sie die Wölbung der Füße von außen so um die Stuhlbeine, daß ihre Spitzen zueinander zeigen. Rollen Sie den Oberkörper so ein, daß unten im Rücken kein Druck entstehen kann. Dabei strecken Sie auch sanft den Nacken, indem Sie den Kopf zur Brust neigen.

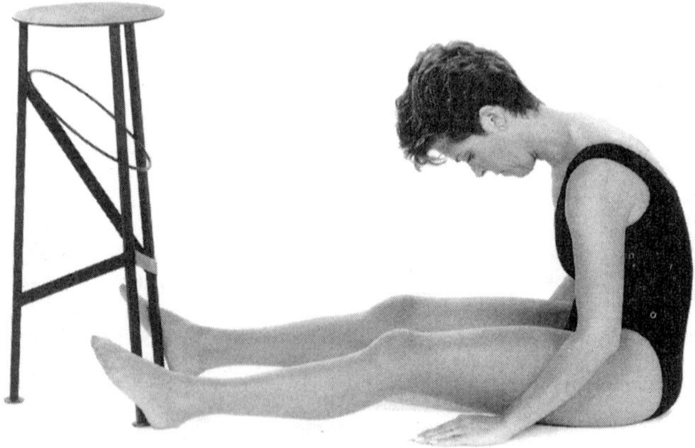

▶ Die Zehen halten Sie gespitzt und locker. Drücken Sie nun die Beine so fest zusammen, als sollte das Möbel knirschen. Pressen Sie, bis Sie zu Ende gezählt haben – dann lockern. Der Erfolg ist am größten, wenn Sie konstant drücken und nicht nachlassen. Die Kraft geht allein von den Innenschenkeln aus.

Zählen Sie ...

▶▶ am Anfang bis 75
▶▶ am Ende bis 100

Wenn diese Übung schon leicht wird:

Strecken Sie die Beine aus, und legen Sie die Füße ein paar Zentimeter höher an. Mit wachsenden Kräften setzen Sie die Fußwölbung immer höher an das Möbel.

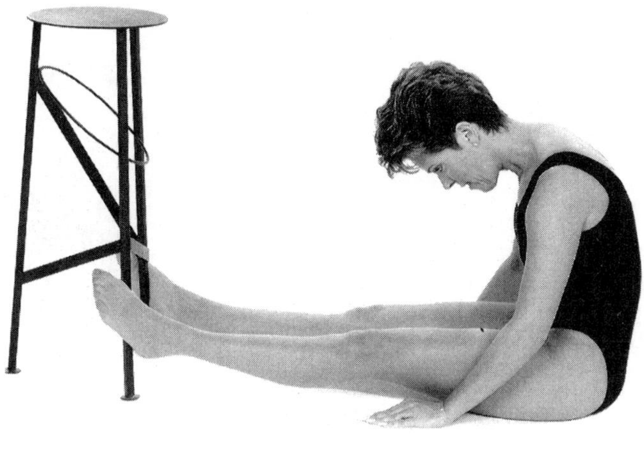

Zur intensiveren Übung:

Mit den Beinen auf dem Boden legen Sie die Innenseite der Fersen an die Stuhlbeine. Oder Sie richten die Fußspitzen nach außen oder oben und drücken dann mit den Fersen zu.

Hinweis: Am Anfang werden Sie versucht sein, das Kreuz einzuziehen, um den Schenkelmuskeln zu helfen. Halten Sie also den Oberkörper immer ganz rund; wenn Sie während des Pressens merken, daß der Rücken mitgeht, rollen Sie den Oberkörper noch weiter ein. Natürlich können Sie auch Verschnaufpausen einlegen, wenn es notwendig ist.

MERKE

- Nehmen Sie die Pausen, die Sie brauchen.
- Halten Sie Nacken und Schultern entspannt.
- Halten Sie Hände und Arme leicht und locker.
- Spannen Sie den unteren Rücken nicht an.
- Lehnen Sie sich nicht zurück: Der Oberkörper muß ganz rund sein, um den Druck zu nehmen.
- Verkrampfen Sie die Füße nicht.
- Entspannen Sie Ihren Körper – sinken Sie einfach zu Boden.
- Achten Sie bei den fortgeschrittenen Positionen darauf, daß die Beine nicht verkrampfen und die Knie nicht blockieren.

Hinweis: Am Anfang spüren Sie diese Übung in den Waden und in den Innenseiten der Knie, wenn Sie weitermachen, fühlen Sie es auf einmal in den Innenschenkeln. Jetzt merken Sie erst, was Sie mit dieser Übung bewirkt haben.

Damit haben Sie Ihr Frühprogramm vollendet, und ich bin sicher, Sie empfinden ein Wohlgefühl und eine gelassene Heiterkeit, in der Sie nun dem Tag mit einem Lächeln entgegengehen. Zur Entspannung am Abend treffen wir uns wieder!

DAS SPÄT-PROGRAMM

Dies ist die Zeit, die Anspannungen des Tages abzulegen und dabei den Körper in Form zu bringen. Atmen Sie tief durch, gönnen Sie sich einen wohligen Seufzer der Erleichterung. Entspannen Sie Geist und Körper, und lassen Sie den Streß des Alltags zurück, ehe Sie beginnen. Sie erinnern sich: Callanetics ist eine Meditation in Bewegung. Für die nächsten 20 Minuten konzentrieren Sie sich ganz auf die wohltuenden Empfindungen, die Ihr Körper durch diese sanften, zarten Bewegungen erfährt. Spüren Sie in Gedanken jede einzelne Bewegung nach, lassen Sie Ihren Körper so locker wie eine Stoffpuppe: Und der Ärger des Tages bleibt zurück, während Sie Geist und Körper zu neuer Kraft, Gesundheit und Entspannung führen.

ZUM AUFWÄRMEN

Der Swing

Eine sanfte, gleitende Bewegung!

Diese Übung

- streckt die Wirbelsäule
- lockert die Knie

Im Grunde ist es die gleiche sanfte und schwingende Streckung wie bei »Auf und ab«, nur in halb gebückter Haltung.

▶ Sie stehen mit den Füßen in Hüftbreite und heben die Arme in einer wunderbaren Streckung zur Decke. Beugen Sie die Knie ein wenig. Straffen Sie den Po, und kippen Sie das Becken. Dann strecken Sie den Rumpf noch mehr – aber halten Sie die Knie locker und die Füße flach auf dem Boden. Nun gehen Sie ganz tief in die Knie und neigen den Oberkörper mit gestreckten Armen weit nach vorn.

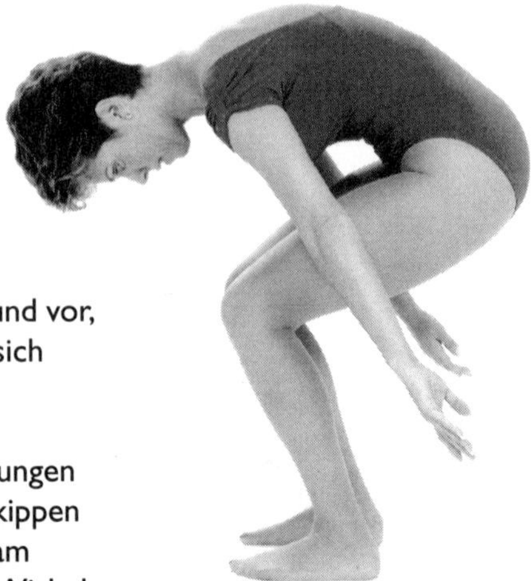

▶ Aus dieser Position schwingen Sie die Arme sanft zurück und wieder vor. Ihr ganzer Körper wird locker, wie eine Stoffpuppe, Ihre Arme schwingen weit zurück und vor, und Ihre Knie bewegen sich sanft auf und ab.

▶ Nach den Wiederholungen straffen Sie den Po und kippen das Becken hoch. Langsam richten Sie den Körper Wirbel für Wirbel wieder zum Stand und heben zu allerletzt den Kopf aufrecht. Dann recken Sie die Arme zu einer letzten Streckung empor zur Decke.

Wiederholungen

▶▶ 5

MERKE

- Entspannen Sie die Knie vollkommen.
- Halten Sie die Schultern ganz locker.
- Lassen Sie den Nacken los.
- Sie sind vom Kopf bis zu den Füßen einfach relaxed!

SPÄTPROGRAMM

Unterarmstraffung

Die einzige Übung für die Unterarme, die Sie machen müssen!

Diese Übung

- strafft die Unterarme
- weitet und streckt die Brust
- streckt Wirbelsäule und Brustmuskeln
- löst und lindert die Spannung im Nacken und zwischen den Schulterblättern

▶ Sie stehen mit den Füßen in Hüftbreite und beugen die Knie ein wenig. Strecken Sie beide Arme in Schulterhöhe zu den Seiten aus. Drehen Sie langsam die Hände in den Gelenken nach vorn, bis Handflächen und Daumen zur Decke zeigen. Nun straffen Sie, leicht gebeugt in den Knien, den Po und kippen das Becken so hoch es geht, um den Rücken zu schützen. Wirbelsäule und Kopf stehen dabei ganz aufrecht. Heben Sie Ihre Schultern, um das Rückgrat noch mehr zu strecken.

▶ Führen Sie die Arme sacht hinter den Rücken; dabei fallen die Schultern etwas herab. Versuchen Sie, die Hände in Schulterhöhe und die Arme gestreckt zu halten. Ohne zu ruckeln (!) bewegen Sie nun die Hände in feinen Millimeterimpulsen langsam aufeinander zu und zurück, als sollten sich die Daumen berühren. Nach ein paar Bewegungen zieht die Schwerkraft Ihre Arme herunter und Kopf und Schultern nach vorn: Versuchen Sie das sofort zu korrigieren. Am Anfang fällt es schwer, die Ellbogen gerade, die Handgelenke gedreht und den Körper aufrecht zu halten.

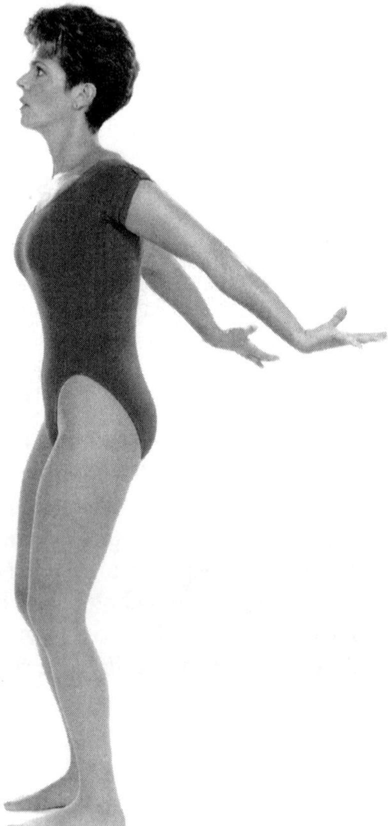

Wiederholungen

▶▶ am Anfang 75 Impulse
▶▶ am Ende 100 Impulse

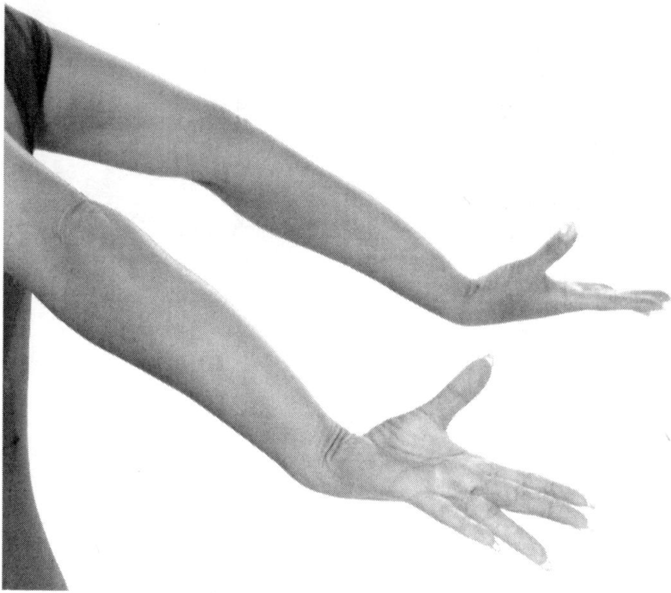

Hinweis: Beachten Sie, wie weit die Handgelenke eingedreht sind. Je direkter Daumen und Finger zur Decke gerichtet und je höher und gestreckter die Arme sind, desto stärker ist die Wirkung auf die Unterarme und die Lockerung der Schulterpartie.

MERKE

- Halten Sie das Becken gekippt.
- Die Schwerkraft darf die Arme nicht niederziehen: Halten Sie die Arme hoch!
- Entspannen Sie den ganzen Körper, besonders Ihren Nacken!
- Nicht die Knie blockieren, locker bleiben.
- Nehmen Sie die Schultern zurück und entspannen Sie sie.
- Neigen Sie den Rumpf nicht: Er bleibt zur Decke gestreckt.
- Nehmen Sie auch den Kopf nicht nach vorn.
- Strecken Sie die Ellbogen.

Hinweis: Wenn Ihre Kräfte wachsen, haben Sie auch mit dem Hochkippen des Beckens keine Schwierigkeiten mehr. Sie können dann sogar – bei lockeren Knien – Ihre Beine strecken.

Kniedehnung stehend

Diese Übung

- streckt die Kniesehnen und Waden, den unteren Rücken und die Partie zwischen den Schulterblättern

Hinweis: Wenn Sie Ischiasbeschwerden haben, halten Sie bei dieser Übung die Knie immer gebeugt. Wenn es schlimmer ist, machen Sie diese Übung besser im Liegen (Seite 145).

► Sie stehen aufrecht in Hüftbreite, beugen leicht die Knie und neigen langsam den Rumpf ganz rund mit dem Kopf zu den Knien, so weit Ihnen das ohne zu forcieren gelingt. Halten Sie den Körper entspannt und den Kopf zwischen den Armen, wenn Sie jetzt mit den Händen innen zu den Fesseln fassen und die Ellbogen zur Seite richten, um die Partie zwischen den Schulterblättern zu strecken. Bewegen Sie dreifach verlangsamt den Rumpf in Millimeter-

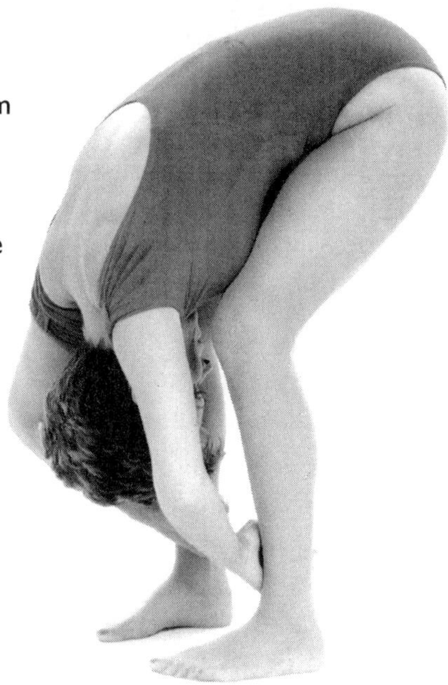

impulsen mit dem Kopf zwischen die Beine. Aber nicht forcieren und nicht wippen! Entspannen Sie vor allem Schultern und Nacken, lassen Sie den Körper ganz locker.

▶ Nach den Wiederholungen wenden Sie den Rumpf sanft zur rechten Seite. Legen Sie beide Hände um die rechte Fessel, die rechte von innen, die linke von außen. Die Ellbogen zeigen zur Seite, die Knie sind gebeugt. Versuchen Sie, den Kopf zwischen den rechten Arm und das rechte Bein zu senken, und bewegen Sie den Rumpf dabei in Millimeterimpulsen dreifach verlangsamt. Noch mehr entspannen!

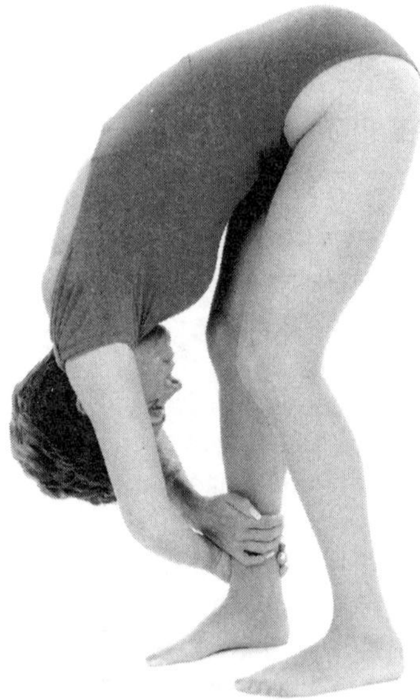

▶ Mit lockeren Knien drehen Sie sich dann zur linken Seite und wiederholen dort die gleiche Übung mit winzigen Impulsen und ohne zu forcieren.

▶ Zum Abschluß der Streckung wenden Sie den Körper sanft und dreifach verlangsamt wieder zur Mitte und lassen bei entspannten Beinen Körper und Arme locker hängen. Dann gehen Sie ganz tief in die Knie und senken den Po zu Boden, so daß Sie in gekrümmter Hocke stehen. Jetzt den Po straffen, das Becken kippen und mit vorwärts hängenden Armen den Körper Wirbel für Wirbel langsam wieder zum Stand aufrichten – der Kopf wird zuletzt erhoben.

Wiederholungen

▶▶ 20 Impulse in der Mitte

▶▶ 20 Impulse rechts

▶▶ 20 Impulse links

Hinweis: Vielleicht können Sie sich zuerst nicht so weit vornüber neigen wie Nina hier. Folgen Sie nur Ihrem eigenen Tempo, und im Nu gewinnen auch Ihre Muskeln mehr Elastizität.

Zur besseren Streckung:

Stellen Sie die Füße näher zueinander – aber achten Sie dann auf Ihre Balance!

Wenn Sie ganz intensiv üben wollen:

Strecken Sie während der Übung die Beine, ohne jedoch Ihre Knie zu blockieren. Mit der Zeit geht das ganz von selbst, und die Knie bleiben locker – wie Sie bei Nina sehen. Das ist auch eine gute Gelegenheit, den Nacken zu entspannen: Er tropft einfach zu Boden.

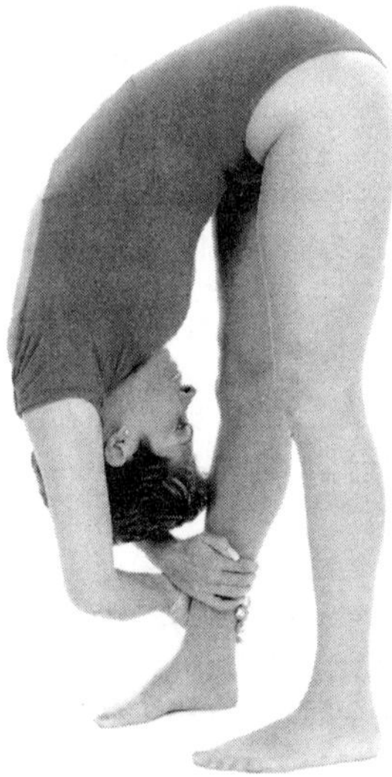

MERKE

- Erzwingen Sie nichts.
- Verkrampfen Sie sich nicht in den Knien.
- Lassen Sie den ganzen Rücken locker.
- Kleine, fließende Impulse – nicht wippen!
- Entspannen Sie den Nacken.

Nackenlockerung

Um sich von Spannungen zu befreien!

Diese Übung

- lockert Nacken und Schultern
- streckt die Wirbelsäule
- löst die Spannung im Nacken und zwischen den Schulterblättern

▶ Sie stehen aufrecht mit den Füßen in Hüftbreite, die Knie sind locker. Entspannen Sie Ihren ganzen Körper und lassen Sie die Schultern zu Boden fallen. Doch ziehen Sie nicht den Rücken ein, und strecken Sie nicht den Bauch heraus: Wenn Sie dazu neigen, müssen Sie den Po straffen und das Becken kippen! Senken Sie nun dreifach verlangsamt den Kopf mit dem Kinn auf die Brust.

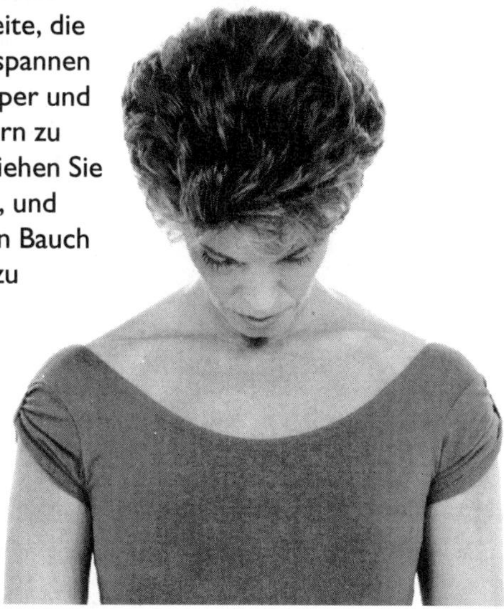

▶ Ebenso langsam bewegen Sie Ihr Kinn zur rechten Schulter, recken es ganz hoch zur Decke und strecken dabei auch den Nacken empor. Führen Sie das Kinn wieder sanft zur Brust.

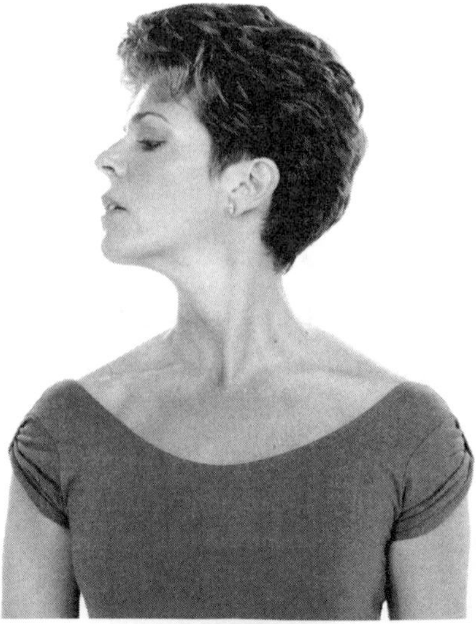

▶ Bewegen Sie Ihr Kinn genauso zur linken Schulter und wieder zurück auf die Brust.

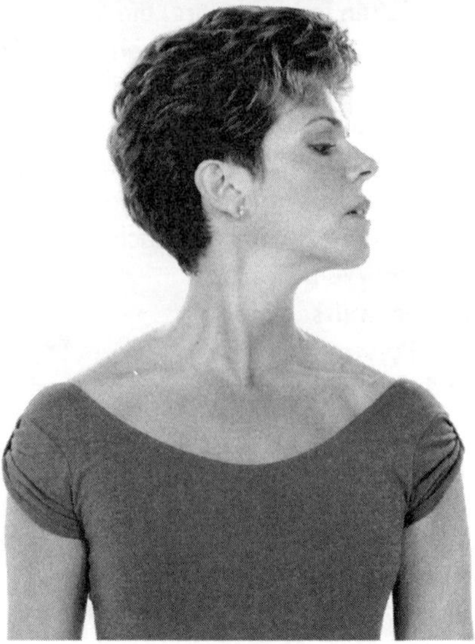

Wiederholungen
nach beiden Seiten

▶▶ 3

MERKE

- Spannen Sie die Schultern nicht, und ziehen Sie sie nicht hoch: einfach zu Boden fallen lassen.
- Die Schultern folgen der Bewegung des Kopfes weder nach rechts noch nach links.
- Machen Sie keine abrupten Bewegungen.
- Lassen Sie die Kinnbacken locker.
- Die Knie entspannt und nicht geblockt.
- Strecken Sie den Bauch nicht heraus. Ziehen Sie das Kreuz nicht ein.

Hinweis: Achten Sie besonders bei dieser Übung auf extrem langsame Bewegung, lose fallende Schulter und einen völlig gelockerten Körper – wie bei einer Stoffpuppe.

BAUCH

Kniebogen

Ein anderes Sit-up brauchen Sie nicht!

Auf Seite 51 lesen Sie mehr über den Sinn dieser Übungen.

▶ Sie liegen mit angezogenen Beinen auf dem Boden, die Füße in Hüftbreite aufgesetzt. Die Arme liegen an den Seiten, die Schultern sind entspannt. Der Kopf bleibt auf dem Boden, wenn Sie jetzt mit beiden Händen von innen die Schenkel umfassen. Nehmen Sie die Ellbogen noch weiter zur Seite und dann hoch zur Decke, um die Muskeln oben im Rücken zu strecken.

▶ Der untere Teil des Rückens bleibt ganz entspannt, wenn Sie jetzt langsam Kopf und Schultern hochheben und mit der Nase zur Brust hin runden. Gleichzeitig richten Sie die Ellbogen noch weiter zur Seite und in die Höhe; halten Sie fest den Griff an den Schenkeln.

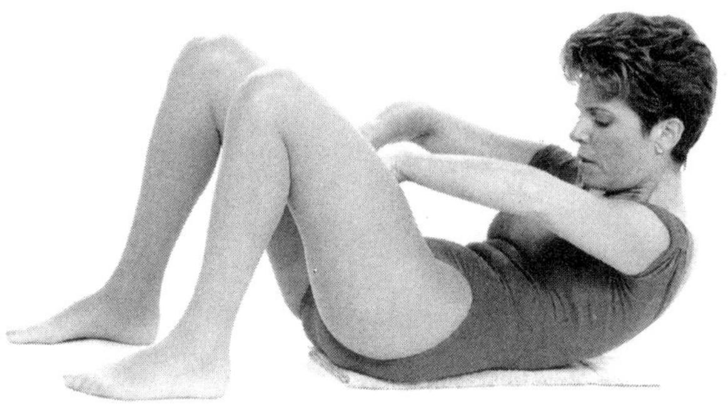

▶ Können Sie Kopf und Schultern nicht weiter runden, lassen Sie die Schenkel los und strecken beide Arme mit den Handflächen nach unten neben dem Körper in einer Höhe von 15-30 cm vor. In dieser Position bewegen Sie den Oberkörper dreifach verlangsamt in Millimeterimpulsen vor und zurück. Lassen Sie den Po und den unteren Rücken ganz locker in den Boden sinken! Kopf und Schultern bleiben zur Brust hin rund.

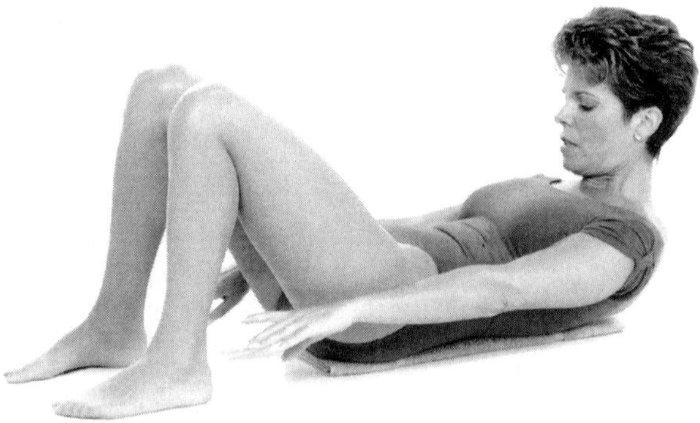

▶ Zum Abschluß rollen Sie Kopf und Schultern dreifach verlangsamt und Wirbel für Wirbel zurück auf den Boden.

Wiederholungen

▶▶ am Anfang 75 Impulse

▶▶ am Ende 100 Impulse

Wenn Sie eine Pause machen:

Greifen Sie wie zu Beginn der Übung mit den Händen zu den Schenkeln, aber halten Sie dabei die runde Position. Bevor Sie die Hände wieder lösen, müssen Sie die Ellbogen hoch nach außen richten und Nase und Schultern wieder zur Brust runden. Oder Sie rollen sich Wirbel für Wirbel zurück auf den Boden – dann beginnen Sie wieder mit dem ersten Schritt.

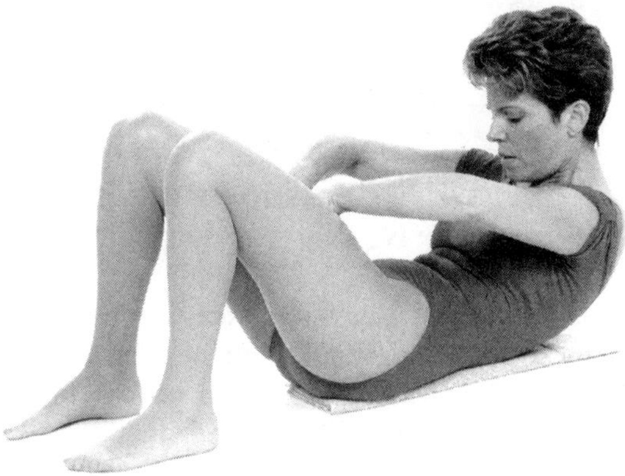

Wenn am Anfang der Nacken weh tut:

Fassen Sie mit den Händen hinter den Kopf, legen Sie ihn in die Hände und strecken Sie die Ellbogen zur Seite.

Wenn Sie sich unten im Rücken angestrengt fühlen:

Das kommt häufig vor – weil Sie seine Muskeln anspannen, statt ihn ganz locker in den Boden zu versenken!

Hinweis: Achten Sie auf die Rundung von Kopf und Schultern. Am Anfang sinken sie leicht zurück, weil die Bauchmuskeln noch zu schwach sind. Das ist nicht schlimm und bessert sich bald.

Wenn Sie merken, daß der Rücken beansprucht wird oder der ganze Körper sich hin und her bewegt:

Heben Sie die Füße ein paar Zentimeter an und rücken Sie mit ihnen ein wenig vor; oder führen Sie die Schultern um Zentimeter zurück, bis das Unbehagen verschwindet. Wenn Sie zu wippen beginnen, ist es ein deutliches Zeichen, daß die Rückenmuskeln den Bauch entlasten!

MERKE

- Verkrampfen Sie die Bauchmuskeln nicht, sie tun schon genug. Es entsteht dann ein Druck im Kreuz.
- Lassen Sie den Körper ganz locker: Der Rücken schmilzt zu Boden!
- Lassen Sie die Schultern nicht zurücksinken, sondern halten Sie sie schön rund oben.
- Bewegen Sie bei den Impulsen nicht allein die Arme, Schultern oder den Nacken: Sie bilden mit dem Oberkörper eine Bewegungseinheit.
- Spannen Sie die Pobacken nicht an. Sie liegen ruhig und entspannt und entlasten so den unteren Rücken.
- Halten Sie Beine und Nacken locker.
- Blicken Sie nicht zur Decke: Nase und Schultern zeigen immer zum Brustkorb.
- Wippen oder ruckeln Sie nicht.
- Machen Sie ruhig Atempausen.

Denken Sie beim Aufstehen immer daran, daß Sie Ihren Rücken schonen, so wie auf Seite 49 beschrieben.

Hebungen mit beiden Beinen

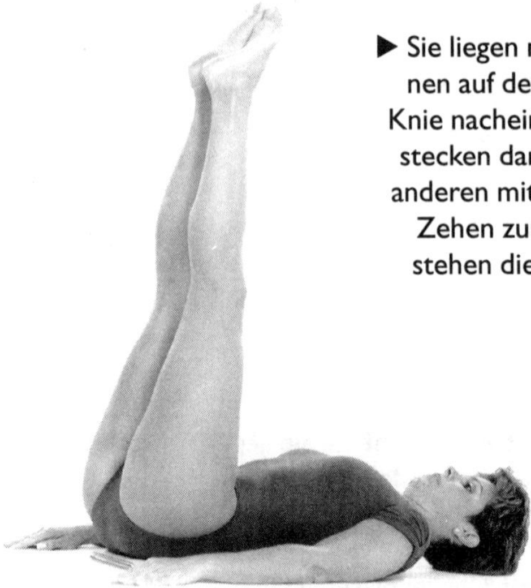

▶ Sie liegen mit angezogenen Beinen auf dem Boden, beugen die Knie nacheinander zur Brust und stecken dann ein Bein nach dem anderen mit gespitzten, lockeren Zehen zur Decke. (Am Anfang stehen die Beine dabei nicht so ganz gerade...)

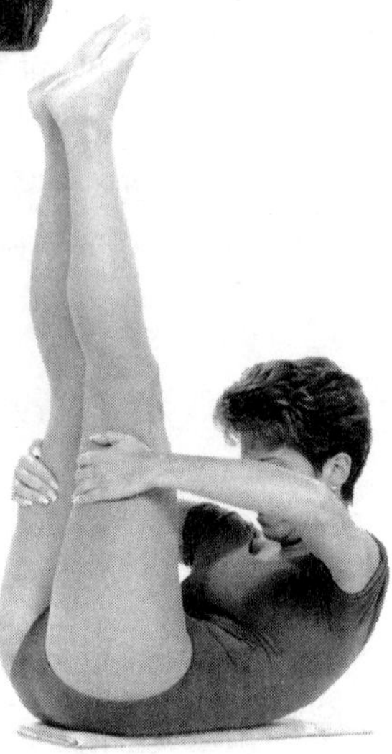

▶ Fassen Sie mit den Händen außen um die Schenkel und nehmen Sie die Ellbogen zur Seite und so hoch es nur geht. Dann runden Sie Kopf und Schultern sacht und weit mit der Nase zur Brust und drücken die Ellbogen noch weiter zur Seite und nach oben.

▶ Lösen Sie den Griff und strecken Sie beide Arme mit den Handflächen nach unten in einer Höhe von 15-30 cm gerade vor. In dieser Position bewegen Sie den Oberkörper dreifach verlangsamt in Millimeterimpulsen vor und zurück.

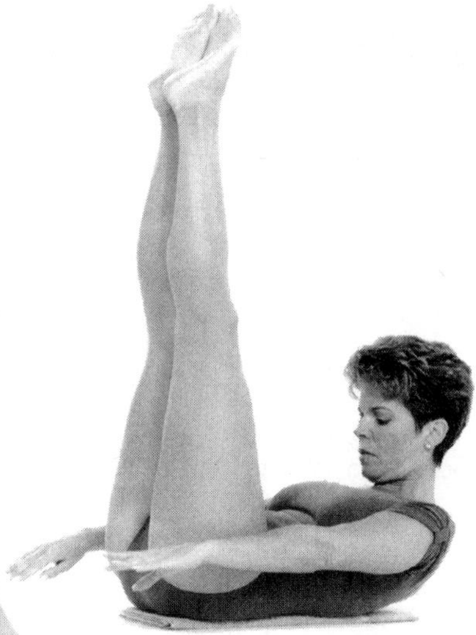

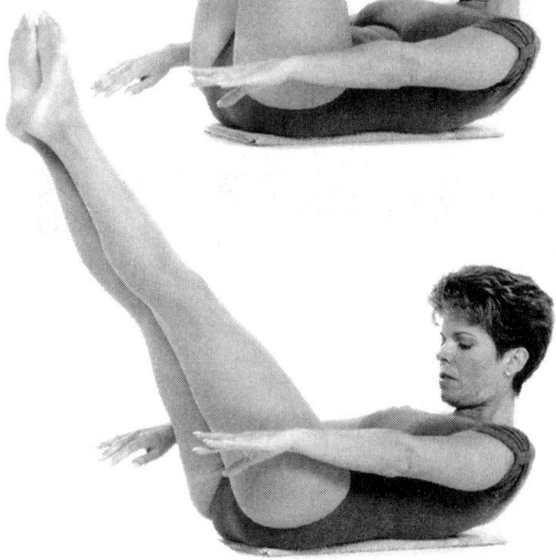

▶ Wenn Sie diese Übung gut beherrschen, können Sie die Beine jeweils um Zentimeter absenken.

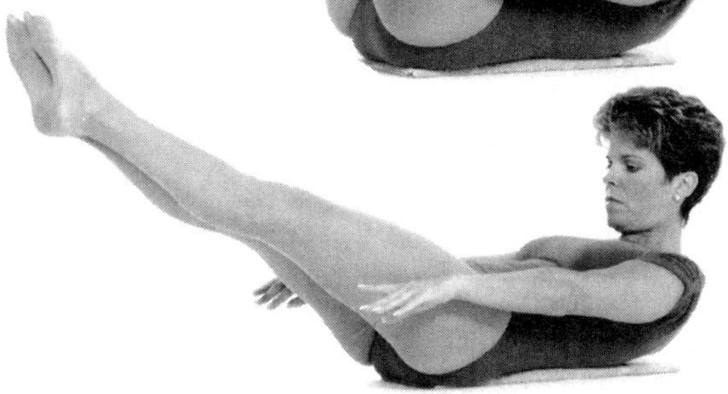

Je tiefer die Beine zu Boden kommen, desto größer die Arbeit der Bauchmuskeln. Gehen Sie dabei nur so weit, wie es ohne Anstrengung des Rückens möglich ist. Wenn sich der Rücken unten zu wölben beginnt, ist dies ein Zeichen, daß Ihre Bauchmuskulatur noch nicht stark genug ist. Heben Sie dann die Beine zentimeterweise an, bis Sie absolut kein Unbehagen im Rücken spüren und das Kreuz flach ist, und üben Sie auf dieser Ebene.

▶ Am Schluß beugen Sie die Knie nacheinander dreifach verlangsamt zur Brust, setzen Fuß für Fuß auf und rollen Kopf und Schultern Wirbel für Wirbel sanft zurück auf den Boden.

Wiederholungen

▶▶ am Anfang 75 Impulse

▶▶ am Ende 100 Impulse

Wenn Sie eine Pause machen:

Fassen Sie wie zuvor mit den Händen an die Schenkel, halten Sie die runde Position, nehmen Sie die Ellbogen zur Seite – und atmen Sie tief und natürlich durch. Vor dem neuen Start runden Sie Kopf und Schulter wieder mehr und recken die Ellbogen noch weiter zur Seite und nach oben.

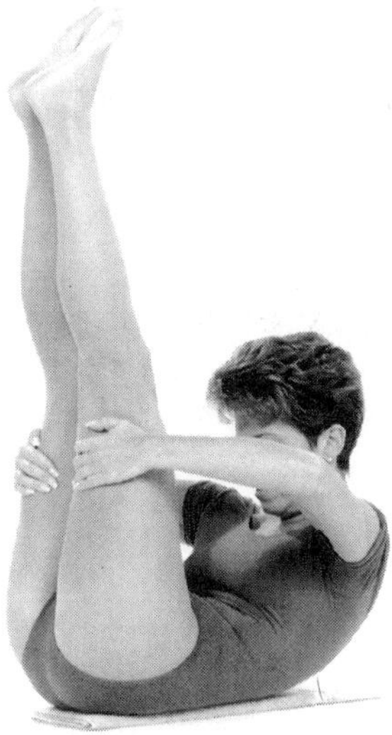

Wenn die Übung anfangs schwerfällt:

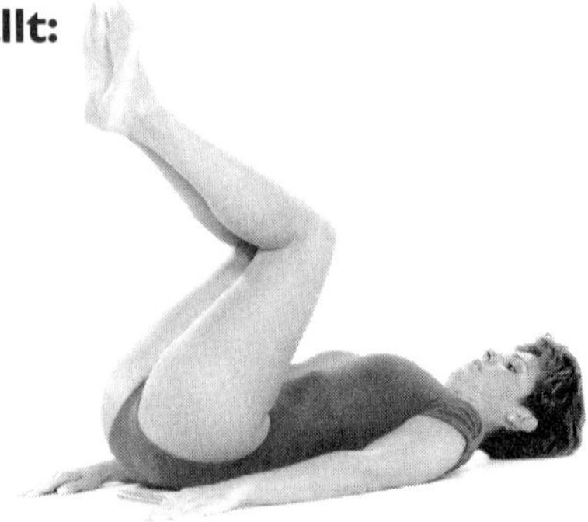

Beugen Sie die Knie! Wenn ein oder zwei Beine gehoben sind, werden bei der Baucharbeit auch die Kniesehnen gestreckt. Manche Menschen haben verkürzte Kniesehnen und können am Anfang die Beine nicht ganz strecken. Sie dürfen Die Beine nicht dazu zwingen. Haben Sie Geduld. Ihre Muskeln folgen schon, wenn sie bereit sind – aber nicht auf Kommando.

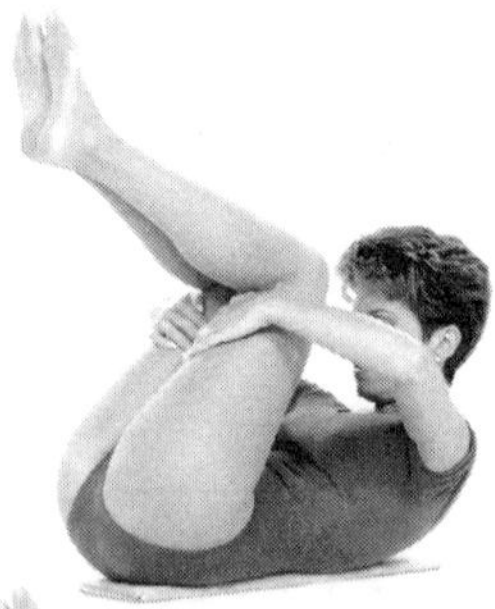

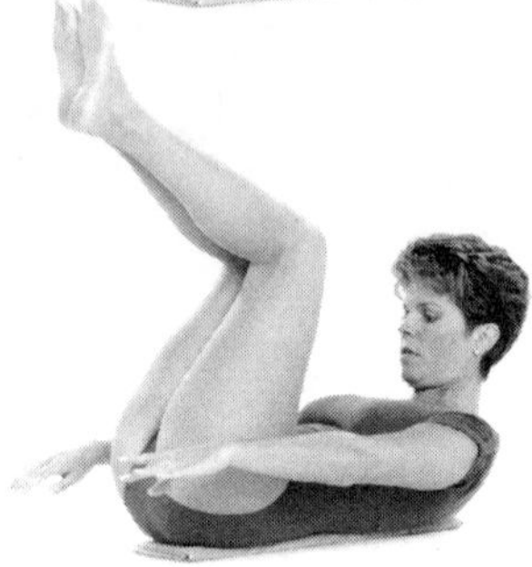

Die intensive Variante:

Wenn sich Ihre Muskelkraft schon toll entwickelt hat, können Sie die Beine bis auf wenige Zentimeter Bodenhöhe absenken. Sie dürfen jedoch im Körper keine Anstrengung spüren! Der Rücken liegt flach und nicht gewölbt auf dem Boden. Es erfordert immens viel Kraft, sich dabei noch so locker wie eine Stoffpuppe zu fühlen und in den Boden zu schmelzen: Forcieren Sie das nicht! Und wenn Sie dann eine Verschnaufpause brauchen, müssen Sie die Beine erst so hoch bringen, daß Sie bequem die Schenkel umfassen können.

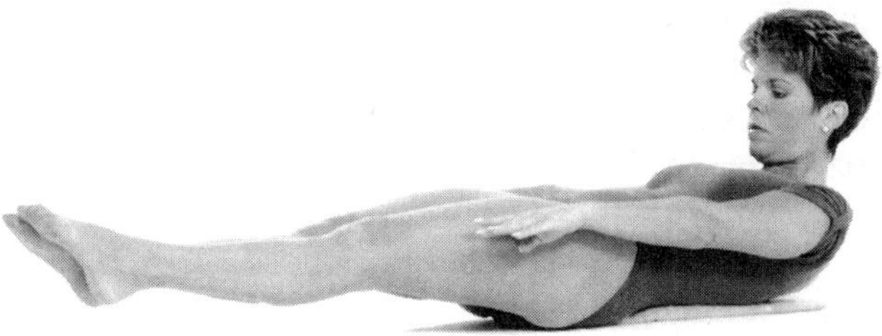

MERKE

- Nehmen Sie die Ellbogen in der Startposition so weit zur Seite und nach oben, wie es nur möglich ist.
- Heben Sie Kopf und Schultern rund vom Boden ab und mit der Nase zum Brustkorb hin.
- Entspannen Sie den ganzen Körper, besonders den Nacken und die Beine: Sie sollen federleicht sein.
- Verkrampfen Sie die Muskeln von Po und Bauch nicht.
- Sie dürfen das Kreuz nicht einziehen oder vom Boden lösen. Das ist immer ein Signal, daß die Bauchmuskeln für diese Position noch nicht kräftig genug sind. Heben Sie dann die Beine zentimeterweise an, bis die Stellung wieder bequem ist. Konzentrieren Sie sich immer wieder darauf, den unteren Teil des Rückens »in den Boden schmelzen« zu lassen.

INNENSCHENKEL

Schenkelstraffung innen

Diese Übung

- streckt Innenschenkel, Wirbelsäule, Nacken, Unterarme und Beine

Hinweis: Halten Sie den Körper locker, und verlangen Sie nicht zuviel von Ihren Beinen. Wenn Sie Ischiasbeschwerden haben, halten Sie die Knie immer gebeugt – das nimmt den Druck. Hilft das nicht, so setzen Sie mit der Übung eine Weile aus, bis die Schmerzen weg sind.

▶ Sie sitzen auf dem Boden und spreizen die Beine so weit es geht auseinander. Legen Sie die Handflächen vor oder hinter sich auf den Boden.

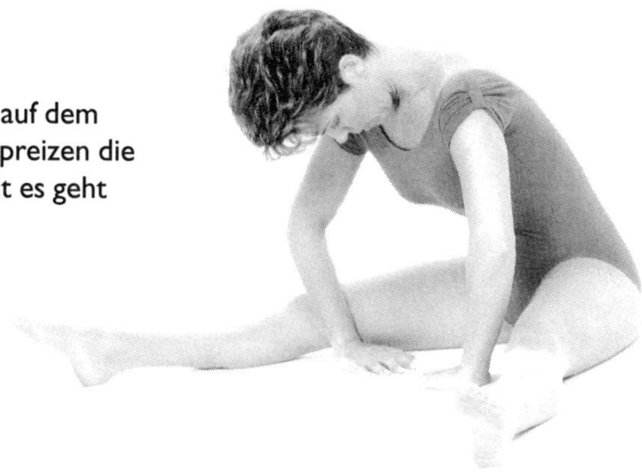

Drücken Sie Ihr Schambein sanft zu Boden, und rollen Sie es dann zur besseren Streckung ein wenig vor. Strecken Sie den Rumpf aufrecht, legen Sie die Hände auf die Oberschenkel oder vor sich auf den Boden. Nehmen Sie die Ellbogen zur Seite, und machen Sie den Rücken oben rund, so daß unten kein Druck entstehen kann. Schultern und Nacken entspannen. Jetzt strecken Sie die Schultern hoch und neigen sich, dreifach verlangsamt, mit dem Rücken rund nach vorn – wie bei einem Katzenbuckel –, bis Kopf und Schultern tief zu Boden kommen. Überziehen Sie dabei nicht! Entspannen Sie den Körper, spüren Sie der Streckung unten im Rücken und innen an den Schenkeln nach. Dann bewegen Sie den Rumpf in Millimeterimpulsen sacht auf und nieder.

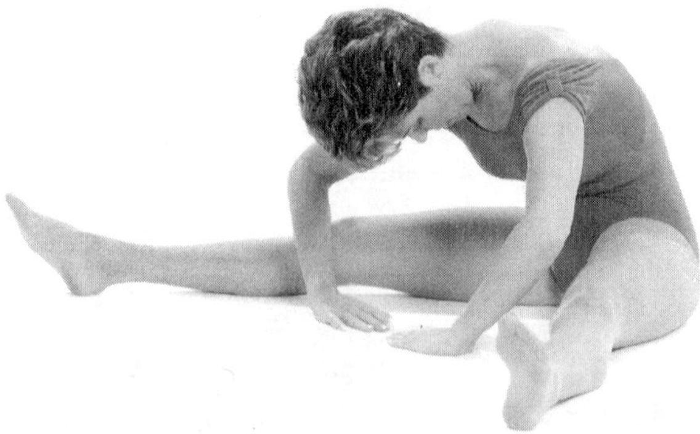

▶ Wenn Sie mit den Wiederholungen fertig sind, wandern Sie mit den Händen nach rechts und beugen Ihren Körper über das rechte Bein. Kreuzen Sie die Hände über dem Bein, wo immer es Ihnen bequem ist (nur nicht über dem Knie!), und nehmen Sie die Ellbogen zur Seite. In kaum wahrnehmbaren Millimeterimpulsen neigen Sie nun den Körper zum Fuß und den Kopf nach unten, um den Nacken zu strecken. Am Ende wird Ihr Kopf das Bein erreichen!

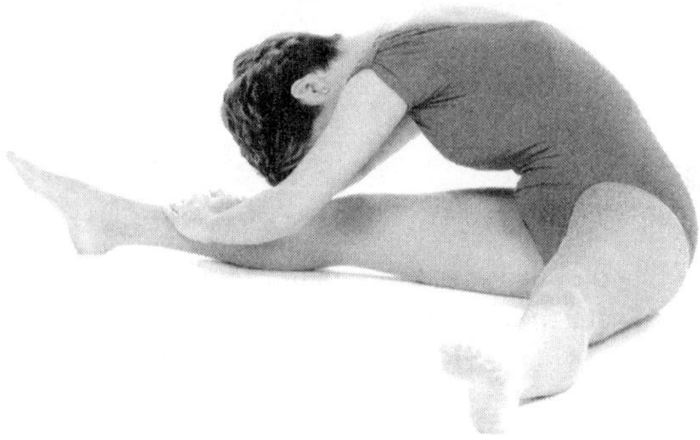

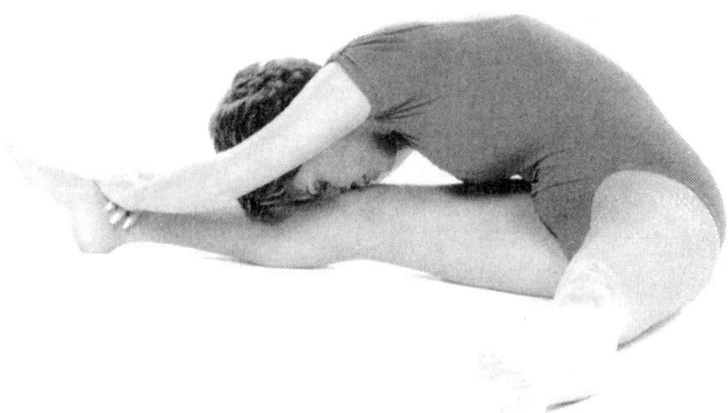

▶ Wandern Sie nun mit den Händen hinüber zum linken Bein, und wiederholen Sie die gleiche runde Neigung mit den winzigen Impulsen. Entspannen Sie Nacken, Schultern, Füße – den ganzen Körper. Er schmilzt wieder zu Boden.

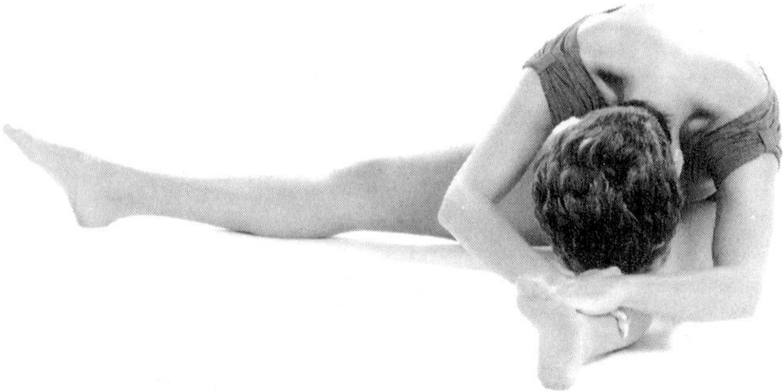

▶ Zum Schluß wandern Ihre Hände zur Mitte und zurück zum Körper, während Sie den Rumpf langsam und Wirbel für Wirbel wieder in die sitzende Position aufrollen.

Wiederholungen

▶▶ 50 Impulse in der Mitte

▶▶ 50 Impulse rechts

▶▶ 50 Impulse links

Zur besseren Streckung in der Taille:

Während der Impulsbewegungen über den Beinen richten Sie den entgegengesetzten Ellbogen zum Fuß hin – den linken zum rechten, den rechten zum linken.

Bei Anfangsschwierigkeiten:

Ziehen Sie die Beine so weit wie nötig an, und legen Sie die Hände mit den Ellbogen nach außen auf die Oberschenkel. Führen Sie die Impulse aus dieser Position zur Mitte, nach rechts und links aus. Allmählich strecken Sie dann die Beine und bewegen den Körper tiefer – aber immer entspannt.

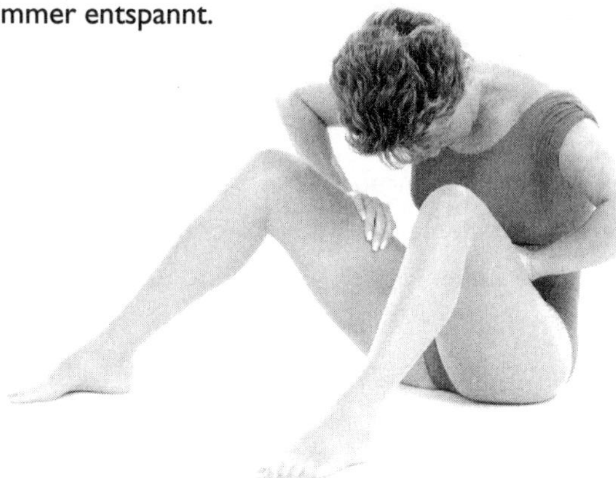

Wenn die Übung zu leicht wird:

Spreizen Sie die Beine noch weiter auseinander, und halten Sie sie flach auf dem Boden. Irgendwann können Sie den Boden mit der Stirn, der Nase oder sogar dem Oberkörper berühren – aber zwingen Sie Ihren Körper nie dazu. Ihre Muskeln dehnen sich nach eigenen Regeln. Wenn Sie aber so weit kommen, dann nutzen sie die Gelegenheit zur vollkommenen Entspannung, und lassen Sie sich ganz in den Boden versinken.

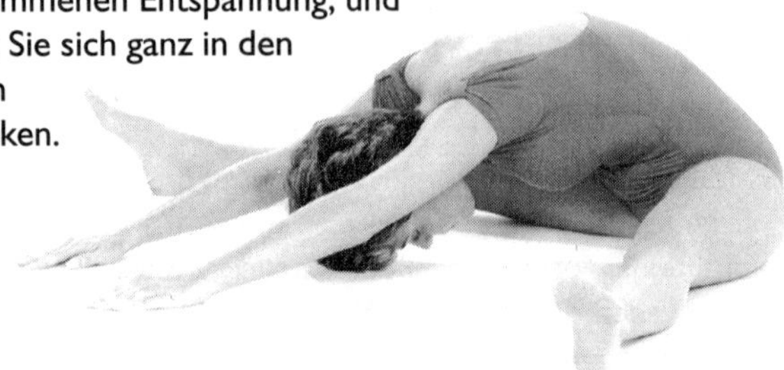

MERKE

- Drücken oder zwingen Sie Ihren Körper nie nach unten!
- Ziehen Sie sich nicht mit dem Nacken nach vorn.
- Lassen Sie Zehen und Beine ganz locker.
- Blockieren Sie die Knie nicht.
- Entspannen Sie den ganzen Körper, besonders Nacken und Schulterpartie.
- Spreizen Sie die Beine nie weiter, als es bequem für Sie ist.
- Halten Sie die Ellbogen weit vom Körper – es hilft der Streckung zwischen den Schulterblättern.

BECKEN UND VORDERSCHENKEL

Beckenrotation

Eine schöne, fließende und verführende Bewegung!

Diese Übung

- strafft die Muskeln von Po, Schenkel, Innenschenkel und im unteren Rücken, in Bauch und Becken
- streckt Arme und Wirbelsäule
- lockert den Beckenbereich

Sie werden diese Übung zunächst als schwierig empfinden, weil sie den ganzen Körper beansprucht. Doch wenn Sie die Rotation erst beherrschen, haben Sie eine phantastische Kontrolle über den ganzen Beckenbereich. Ein gelöstes Becken ist wichtig, denn es beeinflußt den Rumpf ebenso wie die Beine: wenn es verkrampft ist, besitzen Sie nicht die Beweglichkeit, zu der Sie eigentlich fähig sind. Diese Übung kann Ihnen die wunderbare jugendliche Geschmeidigkeit und die freie Gelöstheit Ihrer Kindertage wieder zurückgeben.

Wenn Sie am Anfang in den Knien ein unwohles Gefühl verspüren, dann setzen Sie die Übungen sehr behutsam fort, nehmen die Knie aber ein wenig auseinander. Wenn keine medizinische Indikation vorliegt, löst sich dieses Unbehagen bald auf. Haben Sie besonders empfindliche Knie, können Sie die Beckenrotation auch stehend, die Füße in Hüftbreite und mit leicht gebeugten Knien, üben. Die Resultate stellen sich dann nicht so rasch ein, doch Ihre Sicherheit geht vor! Den meisten Menschen mit Kniebeschwerden haben die folgenden Beckenübungen großartig geholfen.

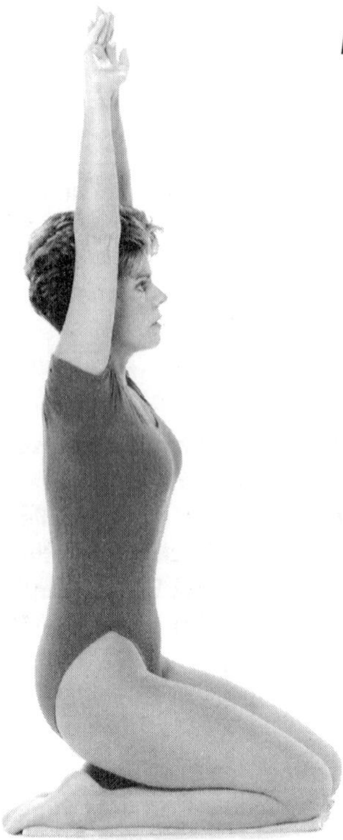

Hinweis: Für viele ist es schwierig, sich direkt auf die Fußsohlen zu setzen. Man kann dann die Fußgelenke nach außen drehen und sich dazwischen setzen oder Zehen und Ballen nach innen kehren und sich so auf die Fersen setzen.

▶ Sie sitzen aufrecht auf den Fersen; ein Polster unter den Beinen ist ganz angenehm. Die Knie liegen beieinander, die Beine sind entspannt. Strecken Sie die Arme in die Höhe, schließen Sie die Hände, und recken Sie den Körper empor, bis Sie das Stretching in Bauch und Rücken fühlen.

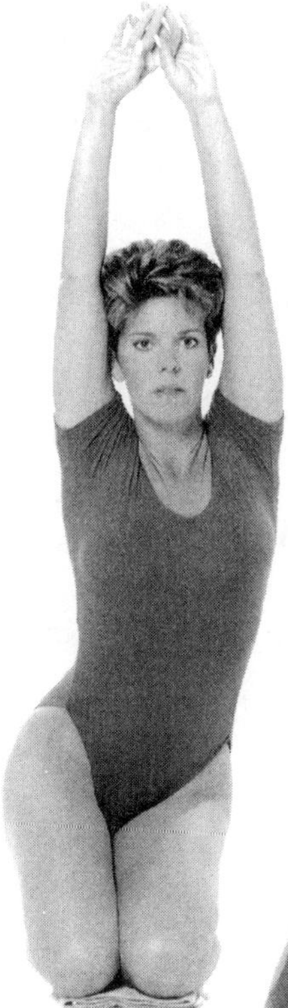

▶ Sie heben den Po knapp 10 cm von den Fersen und führen die rechte Hüfte so weit wie möglich nach rechts.

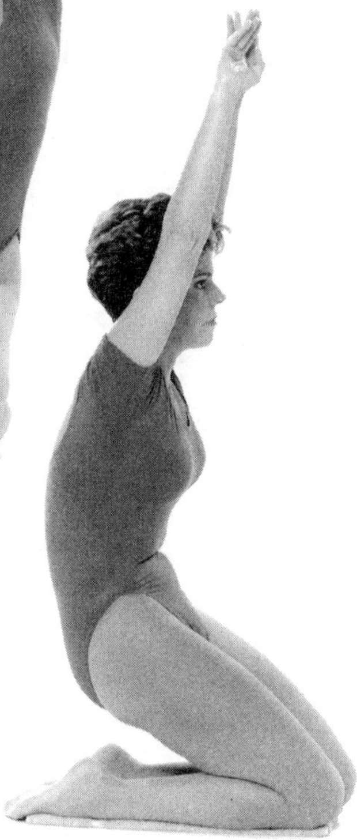

▶ Sie straffen den Po, kippen das Becken und rollen es hoch nach vorn zum Nabel. Dann führen Sie die linke Hüfte ganz weit nach links. Jetzt bewegen Sie den Po nach hinten und vollenden damit die Kreisbewegung: eine Rotation.

▶ Nun beginnt der Zirkel rechts von neuem, immer in dreifach verlangsamter Bewegung: Sie atmen durch, heben sich aufrecht in die Startposition, spüren die Streckung unten im Rücken und rotieren umgekehrt: links, nach vorn, rechts, nach hinten.

Wiederholungen
in beiden Richtungen

▶▶ am Anfang 3
▶▶ am Ende 5

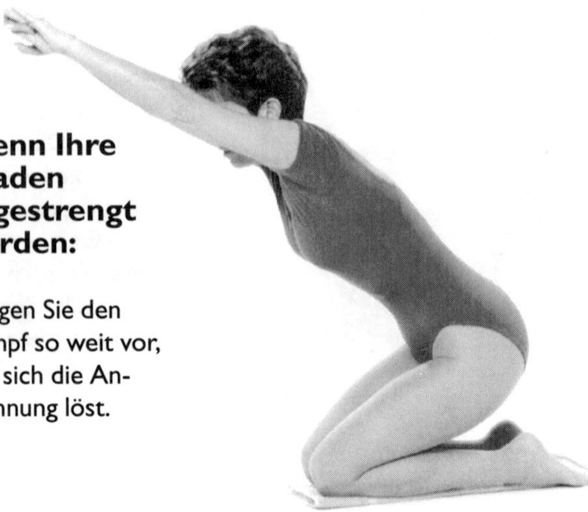

Wenn Ihre Waden angestrengt werden:

Beugen Sie den Rumpf so weit vor, daß sich die Anspannung löst.

Hinweis: Wenn es Ihnen schwer fällt, den Po nur 10 cm über den Fersen zu halten, heben Sie ihn so weit hoch, wie es Ihnen bequem ist.

MERKE

- Entspannen Sie den ganzen Körper.
- Je höher das Becken beim Vorwärtszirkel zum Nabel kippt, umso effektiver ist die Übung.
- Das Ganze ist eine geschmeidig fließende Kreisbewegung: Hüfte – Becken – Hüfte – Po.
- Verschnaufen Sie, wenn es nötig ist.
- Ziehen Sie nicht das Kreuz ein, strecken Sie nicht den Bauch heraus!

Beckenschaufel

Eine anmutige, sanfte, sinnliche Bewegung!

Diese Übung

- strafft die Beinmuskeln, besonders vorn und innen an den Schenkeln, den Bauch, den Po und die Waden
- streckt die Wirbelsäule

▶ Sie knien mit geschlossenen Beinen und ausgestreckten Füßen locker auf einer Matte, halten das Rückgrat aufrecht, Arme und Beine sind entspannt.

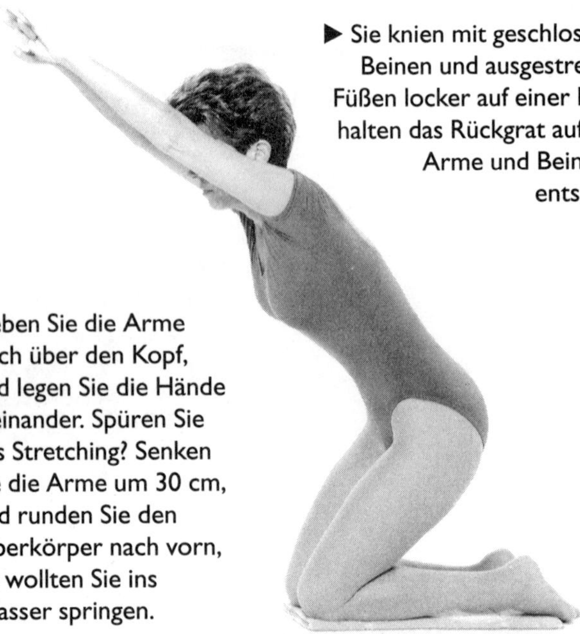

Heben Sie die Arme hoch über den Kopf, und legen Sie die Hände ineinander. Spüren Sie das Stretching? Senken Sie die Arme um 30 cm, und runden Sie den Oberkörper nach vorn, als wollten Sie ins Wasser springen.

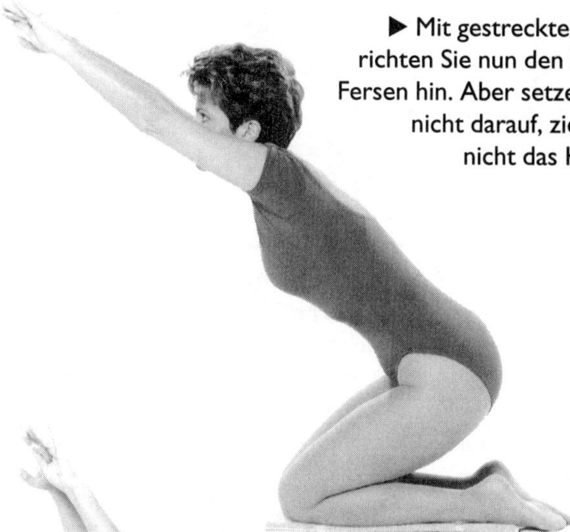

▶ Mit gestrecktem Rücken richten Sie nun den Po zu den Fersen hin. Aber setzen Sie sich nicht darauf, ziehen auch nicht das Kreuz ein!

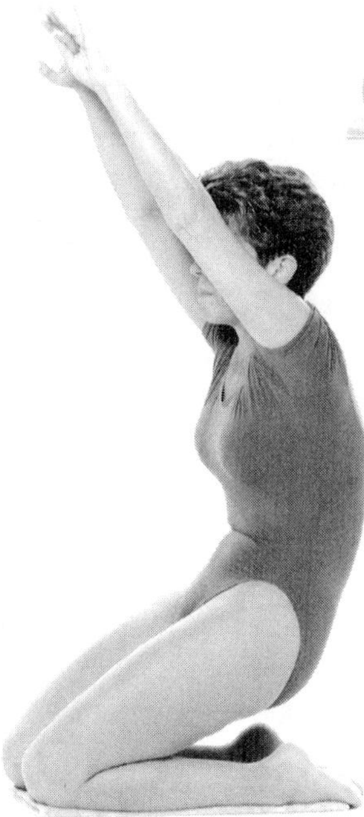

▶ Wenn Sie den Po ganz zur Streckung gebracht haben und fast die Fersen berühren, kippen Sie das Becken in einer »schaufelnden« Bewegung noch mehr ein. Halten Sie für eine Sekunde an und heben Sie die Arme – wenn es geht – zurück, bis die Hände wieder in der Ausgangsposition sind. Heben Sie nun bei gekipptem Becken den Körper aus den Schenkeln heraus in die kniende Position zurück. Bei gekipptem Becken ist der Po dann näher an den Fersen.

Wiederholungen

▶▶ bis zu 5

Hinweis: Je stärker Sie werden, desto höher können Sie die Arme zurücknehmen, wenn Sie sich dreifach verlangsamt hochschaufeln. Und je weiter Sie Arme und Körper bei der Rückkehr in die kniende Position bei gekipptem Becken nach hinten bringen, desto straffer wird die Schenkelmuskulatur. Das ist eine ziemliche Herausforderung und klingt zunächst kompliziert. Aber kippen Sie kräftig das Becken – und Sie werden den Erfolg sehen.

Wenn Sie bei der Rückkehr in die kniende Position ein Ziehen in den Waden spüren:

Nehmen Sie Arme und Rumpf nach vorn, fast parallel zum Boden. Nach einigen regelmäßigen Übungen werden Sie auch Ihre Waden entspannen und die Beckenschaufel ganz normal durchführen können.

Steigerungsübung:

Drücken Sie die Knie zusammen, wenn Sie in die Grundposition zurückkehren.

MERKE

- Der ganze Körper bleibt entspannt.
- Halten Sie Arme und Schultern locker.
- Das Becken bleibt gekippt, wenn Sie sich am Ende auf die Knie erheben.
- Ziehen Sie auf keinen Fall das Kreuz ein, wenn Sie den Po nach hinten über die Fersen schaufeln.
- Belasten Sie die Waden nicht: Nehmen Sie einfach Arme und Rumpf weiter nach vorn.
- Halten Sie den Po straff bei der Rückkehr zur Grundposition…
- Übernehmen Sie sich nicht. Machen Sie eine Pause: entspannen, natürlich durchatmen, und dann wieder zurück in die Ausgangsposition.

Schenkelstraffung vorn

Für schlanke und straffe lange Schenkel!

▶ Sie sitzen mit geschlossenen Beinen und entspannten Füßen auf den Fersen und lockern die Schultern. Lehnen Sie sich mit dem Gewicht zurück auf die Fersen, legen Sie die Hände mit ausgestreckten Fingern hinter sich auf den Boden und lockern Sie den Nacken. Sie sitzen auf den Fersen, straffen den Po und kippen das Becken hoch zum Nabel. Rollen Sie es noch mehr ein.

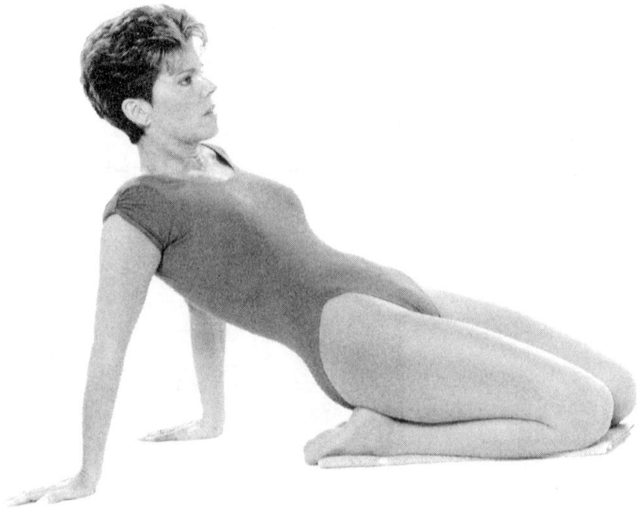

▶ Heben Sie den Po 1-2 cm von den Fersen und kippen Sie das Becken wieder ein Stückchen höher. Jetzt bewegen Sie es sanft und dreifach verlangsamt ganz gekippt in Millimeterimpulsen auf und ab.

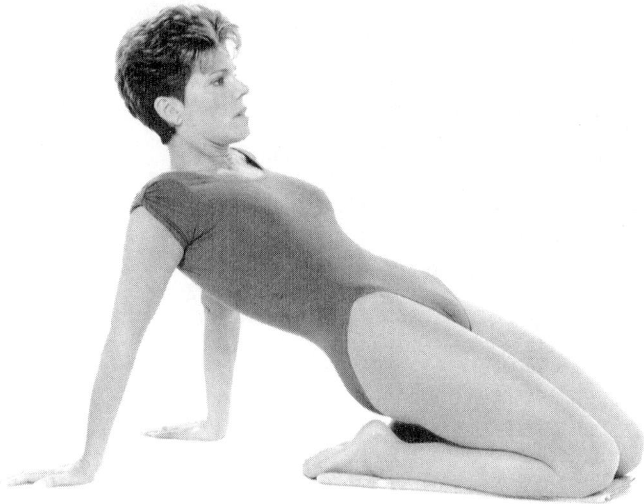

▶ Am Ende lockern Sie den Po, senken sich langsam wieder zum Sitz auf den Fersen, richten sich auf und entspannen.

Wiederholungen

▶▶ 10 Impulse

MERKE

- Halten Sie die Knie zusammen und die Schultern locker.
- Halten Sie die Wirbelsäule aufrecht, ziehen Sie das Kreuz nicht ein.
- Lassen Sie den Kopf nicht zurückfallen.
- Bewegen Sie den Kopf nicht auf und ab!
- Die Arme sind gestreckt, doch nicht gespannt. Legen Sie nicht zu viel Gewicht auf die Hände, und lassen Sie die Ellbogen locker!
- Halten Sie den Körper gelöst – verkrampfen Sie nicht.
- Vergessen Sie nicht, das Becken ganz einzurollen: Je mehr, desto schöner straffen sich die Schenkel!

STRETCHING

Kniedehnung liegend

Diese Übung

- streckt die Innenschenkel, die Rückseite der Beine (besonders die Kniesehnen), Nacken, Wirbelsäule und die Partie zwischen den Schulterblättern
- stärkt die Brustmuskeln

Hinweis: Bei Ischiasbeschwerden muß man die Knie gebeugt halten.

▶ Sie liegen mit angezogenen Beinen auf dem Boden, die Füße in Hüftbreite aufgesetzt. Versuchen Sie, den Nacken ganz flach zu

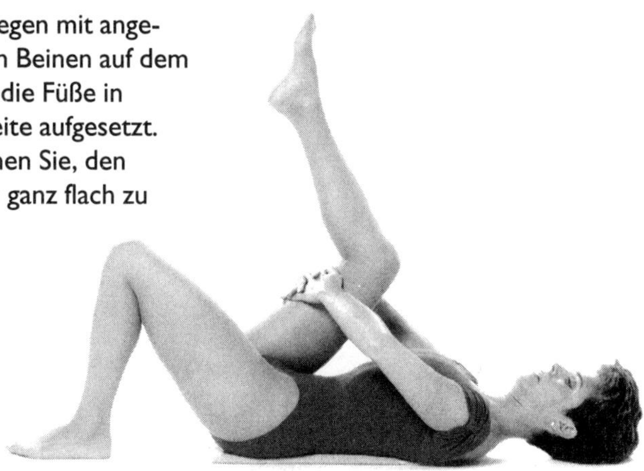

legen. Beugen Sie das rechte Knie zur Brust, und strecken Sie das Bein so hoch es geht zur Decke. Am Anfang wird es nicht ganz gerade, das ist normal. Fassen Sie mit beiden Händen um den rechten Schenkel. Nehmen Sie die Ellbogen zur Seite, um die Partie zwischen den Schulterblättern zu dehnen, und ziehen Sie sacht das Bein so weit es geht zur Brust. Bewegen Sie dreifach verlangsamt das Bein in Millimeterimpulsen zur Brust hin und her.

▶ Um den Rücken zu schonen, lösen Sie beim Seitenwechsel und am Ende der Übung die Hände, beugen Sie das Knie dreifach verlangsamt zur Brust und setzen dann den Fuß flach auf.

▶ Üben Sie das Gleiche mit dem linken Bein.

Wiederholungen
auf beiden Seiten

▶▶ 50

Wenn die Übung noch zu schwer ist:

Halten Sie das Bein nur gestreckt, und zählen Sie ohne Impulse bis 50.

Wenn Sie das Stretching steigern wollen:

Strecken Sie das eine Bein, so hoch Sie können, und schieben Sie das andere vor, bis es schließlich in ganzer Länge auf dem Boden ruht. Dabei die Knie nicht blockieren! Je besser die Streckung funktioniert, um so mehr senkt sich das erhobene Bein zum Kopf hin. Beim Seitenwechsel – und am Ende – beugen Sie das erhobene Bein mit dem Knie zur Brust und setzen den Fuß flach zu Boden. Das flache Bein ziehen Sie mit dem Knie zur Brust, strecken es langsam ganz in die Höhe, und lassen dann das andere sacht nach vorn gleiten, bis es auf dem Boden liegt.

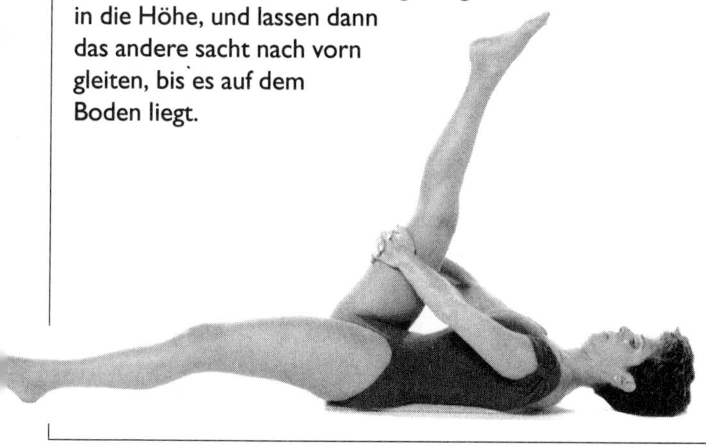

Zweite Steigerung:

Fassen Sie das erhobene Bein an der Fessel und ziehen Sie es noch weiter nach hinten. Zum stärkeren Stretching der Wade beugen Sie den Fuß zu sich hin – nicht zur Decke.

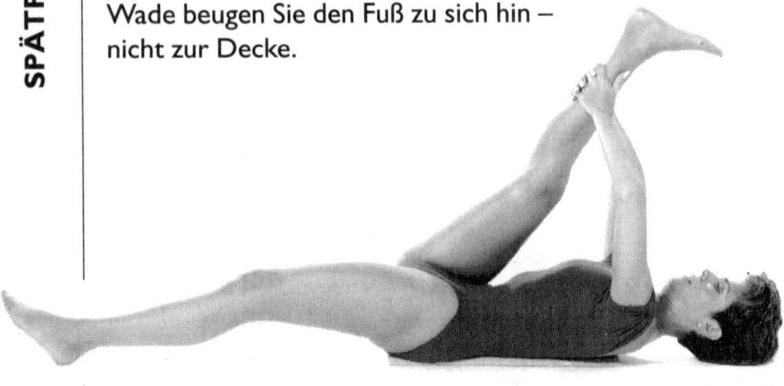

MERKE

- Zwingen Sie das Bein nicht höher, als es mag!
- Blockieren Sie nicht die Knie.
- Halten Sie das ruhende Bein auf dem Boden. Bei der Steigerung ist es gestreckt, aber mit lockerem Knie.
- Der erhobene Fuß ist gespitzt, aber relaxed.
- Umklammern Sie das Bein nicht zu fest.
- Recken Sie die Ellbogen hoch nach außen.
- Nacken und Schultern sind völlig gelöst und sinken in den Boden.

Wirbelsäulenstreckung

Nutzen Sie dieses wunderbare Stretching möglichst oft!

Diese Übung

- streckt den ganzen Rücken und die Wirbelsäule, die Partie zwischen den Schulterblättern sowie die Muskeln von Brust, Po, Hüften und Außenschenkeln

▶ Sie liegen mit angezogenen Beinen flach auf dem Rücken, strecken die Arme in Schulterhöhe aus und beugen die Ellbogen im rechten Winkel, so daß die Handrücken auf dem Boden ruhen. Nicht die Handgelenke, aber Ihre Ellbogen müssen immer Bodenberührung haben. Bringen Sie das rechte Knie sanft zur Brust, und lassen Sie das linke Bein zu Boden gleiten, bis es ganz flach liegt.

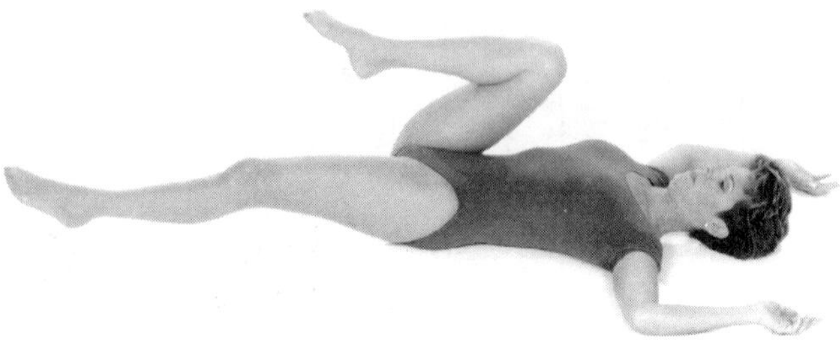

▶ Die Ellbogen bleiben auf dem Boden, wenn Sie jetzt das rechte Knie zur linken Seite wenden – halten Sie es so weit es geht vom Körper weg. Dreifach verlangsamt bewegen Sie dieses Knie nun in Millimeterimpulsen auf und ab.

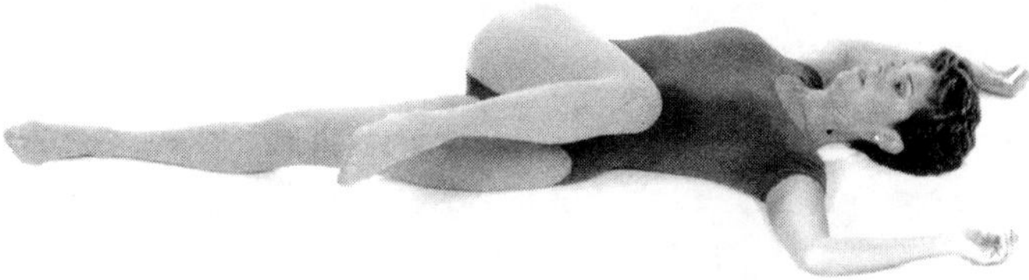

▶ Bei fortgeschrittener Streckung wird die Schwerkraft erst den Fuß und dann das Knie tiefer ziehen, bis sie ganz auf dem Boden ruhen.

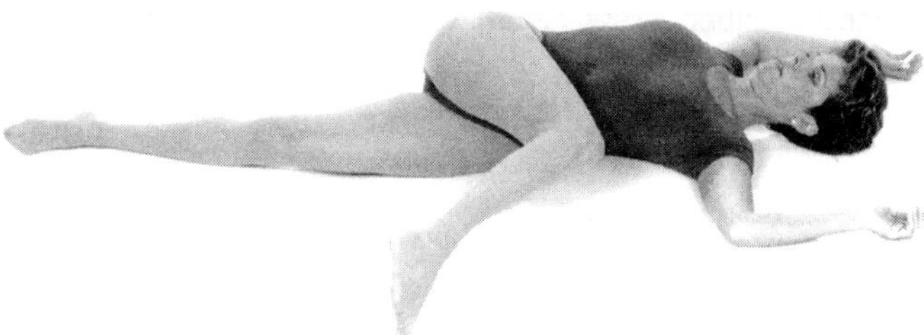

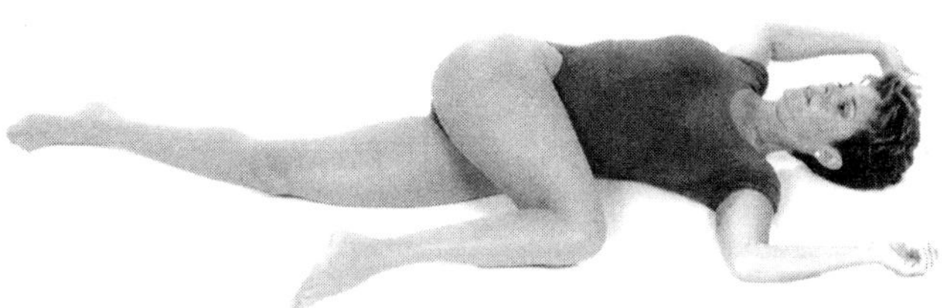

▶ Zum Seitenwechsel wenden Sie das rechte Knie gebeugt wieder zur Brust und setzen den Fuß flach auf. Dann beugen Sie das linke Bein zur Brust und lassen das rechte flach zu Boden gleiten – alles in einer einzigen weichen Bewegungsfolge.

▶ Führen Sie auf der Gegenseite die Impulse aus.

Wiederholungen
auf beiden Seiten

▶▶ bis zu 50

Am Ende bringen Sie das gebeugte Knie dreifach verlangsamt zurück zur Brust und setzen den Fuß wieder auf. Ziehen Sie das andere Knie hoch und den Fuß neben den rechten. Zum Aufstehen rollen Sie sich zur Seite und erheben sich sacht mit der Kraft Ihrer Arme.

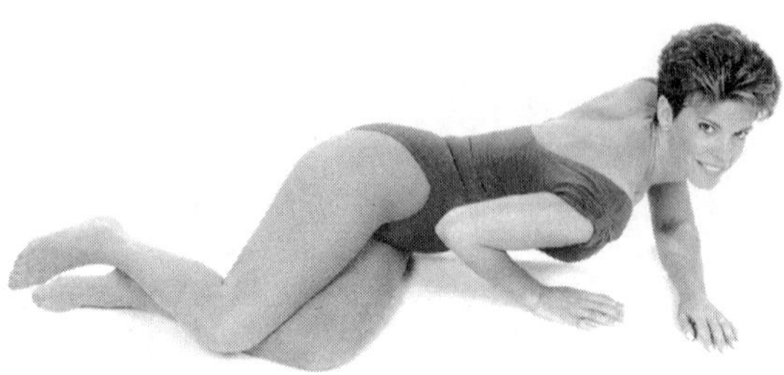

Zur Steigerung des Stretching:

Wenn Sie schon so weit sind, daß Fuß und Knie den Boden berühren, bewegen Sie das gebeugte Knie höher zum Ellbogen.

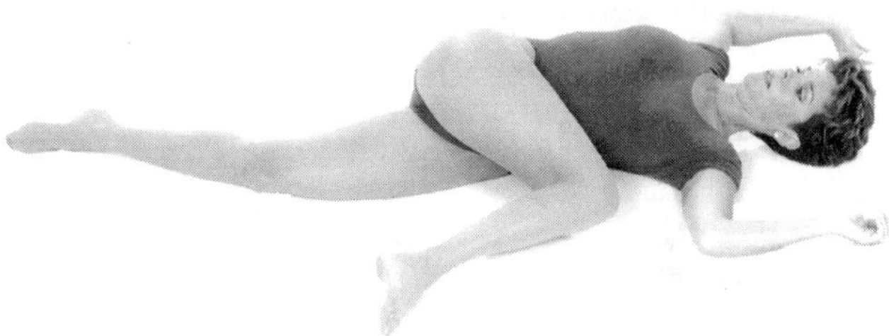

Zweite Steigerung:

Führen Sie das ausgestreckte Bein nach hinten!

Hinweis: Sie müssen schon sehr gut »gestretched« sein, wenn Sie mit dem Knie den Boden berühren können, ohne daß sich der Ellbogen gegenüber hebt. Zwingen Sie das Knie also nicht zu Boden! Sie tun sich einen größeren Gefallen, wenn der Ellbogen auf dem Boden bleibt und das Knie noch etwas in der Luft schwebt.

MERKE

- Zwingen Sie das gebeugte Bein nicht zu Boden!
- Schultern und Ellbogen haben immer Bodenkontakt!
- Nacken und Körper sind vollkommen entspannt.
- Forcieren Sie nichts – die Schwerkraft erledigt das für Sie.
- Denken Sie an schöne, gute, angenehme Dinge!

Fühlen Sie sich nicht großartig?! Nachdem Sie jetzt Ihr Spätprogramm abgeschlossen haben sind Sie vom Streß des Tages befreit und offen für einen entspannten Abend. Ich wünsche Ihnen eine friedliche Nachtruhe – wir treffen uns wieder beim Frühprogramm.